Distribué au Québec par :
Messageries ADP
2315 rue de la Province
Longueuil (Québec)
J4G 1G4 CANADA
Tél: (450) 640-1234
Fax: (450) 640-1251

Distribué en France par :
D.G. Diffusion
ZI de Bogues
31750 Escalquens
FRANCE
Tél. : (05) 61 00 09 99
Fax : (05) 61 00 23 12

Distribué en Suisse par :
Diffusion Transat SA
Chemin des Chalets
1279 Chavannes de Bogis
SUISSE
Tél. : 022/342 77 40
Fax : 022/343 46 46

Distribué en Belgique par :
ALTERA DIFFUSION
Rue Emile Féron 168
1060 Bruxelles
BELGIQUE
Tél. : (02) 543 06 00
Fax : (02) 543 06 09

Dépôt légal:
Bibliothèque et archives nationales du Québec
Bibliothèque Nationale du Canada
Bibliothèque Nationale de France
Troisième trimestre 2009
ISBN-13: 978-2-920932-30-2
Première édition/Première impression
Publié par:
Les Éditions E.T.C. Inc.
1102, boul. La Sallette
Saint-Jérôme, Québec
J5L 2J7   CANADA
Tél. : (514) 875-1930 ou (450) 431-5336
Amérique du Nord : 1-800-361-3834
Télécopieur : (450) 431-0991
info@leseditionsetc.com
www.leseditionsetc.com

LISE BOURBEAU

L'auteure du best-seller

**ÉCOUTE TON CORPS,
TON PLUS GRAND AMI SUR LA TERRE**

Écoute et mange

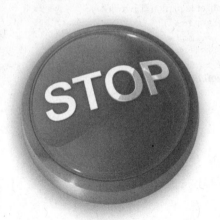

au contrôle!

ÉDITIONS E.T.C. INC

Livres de LISE BOURBEAU

Écoute ton corps, ton plus grand ami sur la Terre (Tome 1)

Écoute ton corps, encore! (Tome 2)

Qui es-tu?

Je suis DIEU, WOW

Ton corps dit "Aime-toi"!

Les 5 blessures qui empêchent d'être soi-même

Une année de prise de conscience

Le grand guide de l'être

Amour Amour Amour

Vous êtes le m'Être du jeu (jeu sous forme de livre)

Écoute et Mange - Stop au Contrôle !

De la collection ÉCOUTE TON CORPS

- ♦ Les relations intimes (Livre #1)
- ♦ La responsabilité, l'engagement et la culpabilité (Livre #2)
- ♦ Les peurs et les croyances (Livre #3)
- ♦ Les relations parents et enfants (Livre #4)
- ♦ L'argent et l'abondance (Livre #5)
- ♦ Les émotions, les sentiments et le pardon (Livre #6)
- ♦ La sexualité et la sensualité (Livre #7)

Plusieurs des livres ci-dessus sont traduits en d'autres langues, notamment en anglais, allemand, espagnol, russe, italien, japonais, portugais, roumain, polonais, lithuanien, grec, bulgare, turque, suédois et croate. Visitez le site www.leseditionsetc.com

La collection ROUMA (livres pour enfants)

- ♦ La découverte de Rouma
- ♦ Janie la petite.

Série Arissiel

- ♦ Arissiel
- ♦ Benani
- ♦ Carina

Consultez le catalogue des produits Écoute Ton Corps à la fin de ce livre.

Table des matières

Chapitre six

Le lâcher-prise et l'alimentation 127

Chapitre sept

S'accepter et s'aimer dans ses choix 195

Conclusion

Remerciements

Il m'est très difficile de seulement remercier quelques personnes pour l'objet de ce livre. Ma passion pour ce sujet m'a incitée à faire de la recherche depuis près de trente ans. J'ai recueilli d'innombrables partages provenant de personnes de différents pays, diverses cultures et de tous âges, autant dans ma vie personnelle que professionnelle.

Je me suis documentée à plusieurs sources et j'ai surtout réalisé une synthèse à partir de mes expériences personnelles, ainsi que de celles de nombreuses autres personnes. Merci à vous tous qui m'avez aidée, bien souvent d'une façon involontaire ou inconsciente.

Cependant, je veux remercier les personnes qui ont contribué à la matérialisation de cet ouvrage. L'idée de ce livre m'a d'abord été proposée avec grand enthousiasme par deux organisateurs d'ateliers en Suisse allemande (Stella et David merci!). Quand je leur ai partagé ce que j'avais appris depuis de nombreuses années grâce à mon alimentation, de même que la synthèse que j'avais développée à ce sujet, ils se sont empressés de me motiver à écrire ce livre plus rapidement. Ils m'ont fait réaliser que je recevais cette demande depuis un certain temps déjà, sans toutefois y avoir porté une attention particulière.

Je tiens à remercier mes deux correctrices qui ont exécuté un excellent travail de soutien, Micheline St-Jacques et Nathalie Thériault .

Un grand merci à Jean-Pierre Gagnon, le directeur de ma maison d'édition, pour sa précieuse collaboration et son excellent travail à la réalisation de ce livre.

Merci infiniment à Monica Shields, ma fille et la directrice de l'école ÉCOUTE TON CORPS INTERNATIONAL pour ses excellentes suggestions suite à la lecture du premier jet de l'ouvrage. Je la remercie, de plus, pour sa créativité remarquable au montage de la page couverture ainsi que la mise en page du livre.

Lise Bourbeau

Introduction

Me voilà, vingt-sept ans après avoir fondé mon école de vie Écoute Ton Corps, ayant le plaisir de m'entretenir avec vous de tout ce que nous pouvons apprendre sur nous-mêmes à travers notre alimentation. Un an avant de démarrer mon école, en 1981, il m'est venu l'idée de noter tout ce que je mangeais et ce que je buvais, croyant que mon alimentation était la cause de ma prise de poids (10 kilos). À cette période, j'étais loin de réaliser que cette décision allait complètement transformer ma vie. Ce fut une expérience inoubliable, et surtout, l'élément déclencheur pour passer du monde mental au monde spirituel.

En effet, durant les quinze années précédant Écoute Ton Corps, la dimension mentale était très importante pour moi. Comme j'étais dans le domaine de la vente, j'ai été largement encouragée par mes supérieurs à m'intéresser à la pensée positive. Il semblait, à cette époque, que c'était un critère très important de réussite dans le domaine commercial. J'avais donc pris l'habitude de faire du conditionnement mental au moindre petit problème que je vivais. Malgré les bons résultats obtenus par cette programmation, je ne réalisais pas que c'était continuellement à recommencer. En fait, je ne me rendais pas directement au cœur du problème. J'arrivais tout au plus à le contrôler, grâce à mes programmations mentales.

Dans les mois qui ont suivi cette décision de noter tout ce que je mangeais et buvais chaque jour, je suis revenue à mon poids initial, naturel, sans contrôle de ma part. J'ai découvert que tout ce que j'avais appris sur moi s'avérait beaucoup plus important que la solution du problème à mon poids. J'étais enfin devenue consciente de l'être que j'étais, ainsi que de plusieurs de mes peurs et croyances, grâce à l'étude de ma façon de m'alimenter. Un autre très beau cadeau de cette recherche à travers mon alimentation fut de constater, dans les mois qui suivirent ce travail, la disparition de nombreux malaises qui m'habitaient depuis plusieurs années.

C'est à ce moment que j'ai réalisé que le fait d'écouter mes besoins alimentaires – d'ordre physique –, me donnait la possibilité d'écouter en même temps mes besoins d'ordre émotionnel et mental. J'ai découvert que nous ne pouvions pas dissocier les trois corps, et que lorsqu'un travail s'effectue sur un des corps, cela influe automatiquement sur les deux autres. Voilà pourquoi mes malaises ont disparu. Ce fut le point de départ de mon école de vie ÉCOUTE TON CORPS.

Vingt-sept ans plus tard, j'ai donc décidé d'écrire ce livre, à la demande de plus en plus croissante de participants aux ateliers d'Écoute Ton Corps et pour le bénéfice des nombreux lecteurs. Tu y trouveras tout ce que j'ai appris à travers mon expérience ainsi que celle de plusieurs personnes qui s'y sont jointes également et qui m'ont partagé leurs résultats.

À titre informatif, je souhaite mentionner que je continue à tutoyer mes lecteurs, ce qui m'aide à établir une communication plus intime et plus concernée.

Je précise que ce livre n'a pas pour but de t'aider à t'alimenter selon certains critères de « bonne alimentation ». Il y a une panoplie de très bons livres à ce sujet. Mes objectifs sont plutôt de t'aider à :

► découvrir quelle est ta façon de te contrôler et à quel degré ;

► devenir plus conscient de la façon dont tu t'alimentes ;

► faire le lien entre ton alimentation et ce que tu vis aux plans émotionnel, mental et spirituel ;

► découvrir pourquoi il est si difficile d'écouter tes vrais besoins ;

► reconnaître rapidement les blessures qui t'empêchent de bien te nourrir, autant au plan physique qu'au plan psychologique ;

► comment parvenir à écouter systématiquement les besoins de ton corps avant de t'alimenter ;

► t'aimer et t'accepter dans ton corps physique, et surtout, dans ce que tu es à chaque instant.

Bonne lecture !

Lise Bourbeau

Chapitre 1

Pourquoi y a-t-il autant de contrôle ?

Une personne qui ne se contrôle pas dans sa vie se permet d'être elle-même, que ce soit à travers l'aspect négatif ou l'aspect positif. Elle ne se juge pas. Elle ne s'accuse pas. Elle s'accepte dans ce qu'elle est, à chaque instant de sa vie de tous les jours.

Sa façon de vivre se reflète simultanément dans ses corps mental, émotionnel et physique. Comme ce dernier est un corps plus tangible, plus conscient et plus visible, il est le corps par excellence sur lequel on peut se fier pour vérifier et apprendre ce qui se passe dans les deux autres corps, qui eux s'avèrent plus subtils.

Le contrôle que nous exerçons tous à divers degrés et à travers différentes situations commence au plan psychologique. Comme nous ne pouvons dissocier nos trois corps qui forment notre enveloppe matérielle, ce contrôle – mental ou émotionnel – se reflète aussitôt dans notre monde physique, dont l'alimentation. Lorsque tu te prives de chocolat, par exemple, tu crois peut-être que ce contrôle est seulement d'ordre physique ! Mais détrompe-toi. Il est beaucoup plus que physique ; il se passe en même temps sur les autres plans.

Voilà donc l'objectif des deux premiers chapitres de ce livre : devenir conscient des différents moyens de contrôle que tu utilises ainsi que leur influence sur ton alimentation.

Qu'est-ce que le contrôle ?

Se contrôler ou vouloir contrôler les autres, c'est surveiller, être aux aguets. En somme, c'est vouloir dominer, c'est laisser notre ego gagner à tout prix. En effet, c'est notre ego qui entretient toutes nos peurs et qui nous fait agir et réagir en fonction de ce qu'il croit, en étant certain qu'ainsi, ce sera mieux pour nous. Hélas, notre ego ignore qu'à chaque fois que c'est une peur qui nous dirige, nous ne sommes plus nous-mêmes, nous n'écoutons plus nos vrais besoins. Comme il a été créé, existe et survit grâce à notre énergie mentale, il n'est composé que de mémoire. En l'occurrence, il ne peut vivre que dans le passé. Il lui est impossible de connaître les besoins de notre être dans le présent.

Voilà pourquoi il est si important de devenir conscients de ce qui dirige notre vie ainsi que des instants où nous sommes dans le contrôle. En outre, le moyen de contrôle utilisé nous aide à devenir conscients d'une de nos blessures.

Lien entre le contrôle et les blessures

J'ai donc choisi d'énumérer les moyens de contrôle utilisés, selon la blessure qui est activée. Pour ceux qui ne sont pas familiers avec les cinq blessures principales de l'âme qui sont enseignées à l'école Écoute Ton Corps, les voici : le REJET, l'ABANDON, l'HUMILIATION, la TRAHISON et l'INJUSTICE. Chaque blessure est associée à différentes façons de se contrôler ou de contrôler les autres.

À chaque fois que ta vie ne se déroule pas dans la joie, le bonheur, la paix, l'harmonie, ce qui veut dire que chaque émotion, chaque peur, chaque malaise ou maladie, chaque problème vécu, autant du point de vue physique qu'émotionnel et mental, sont une indication qu'une de tes blessures a été activée et que tu es en réaction. Tu n'es plus toi-même, cette blessure touchée te fait alors porter un masque qui est différent pour chaque blessure. Nous portons ce masque, croyant ainsi être protégé de sentir la douleur associée à la blessure. Pour en savoir plus sur ces masques et sur les blessures en général, tu es prié de te référer à mon livre[1] à ce sujet.

Je te rappelle que nous naissons tous avec la plupart de ces cinq blessures, mais à différents degrés. Ce sont ces dernières qui empêchent l'âme de retourner à la fusion avec l'esprit, à l'harmonie totale de l'être. Voilà pourquoi nous nous réincarnons sans cesse : pour en prendre conscience afin de leur permettre de guérir, nous aidant ainsi à redevenir nous-mêmes. Ces blessures sont éveillées en premier par nos parents – ou toute personne qui a joué le rôle de parent –, à partir de la conception, jusqu'à l'âge de sept ans. Par la suite, elles sont activées par toute personne qui te rappelle un évènement quelconque, vécu avec un de tes parents ou ceux qui les ont remplacés.

En effet, lorsque nous réagissons à cause d'une ou de plusieurs blessures touchées, nous ne sommes plus nous-mêmes ; nous n'écoutons plus nos vrais besoins, nous sommes donc dans le contrôle. Une croyance associée à la blessure activée nous influence à agir en fonction d'une peur, plutôt que d'être à l'écoute de nos besoins.

Je te rappelle que **chaque peur est toujours une peur pour toi. Quand tu es convaincu que tu as**

---

1   *Les 5 blessures qui empêchent d'être soi-même*. Les Éditions ETC 1999.

peur pour quelqu'un d'autre, sache que la vraie peur est celle que tu vis pour toi, dans l'optique où ce que tu crains pour l'autre se manifesterait.

Quand nous croyons avoir peur pour l'autre, c'est notre ego qui nous joue un tour pour que nous évitions de devenir conscients de la cause véritable du problème. Voici un exemple d'une telle situation. J'ai connu un couple dont l'épouse ne cessait de rappeler à son conjoint ce qu'il devait manger, quand manger et quand s'arrêter. Il souffrait de diabète et d'embonpoint. Elle contrôlait, en plus, ses médicaments. Un jour, mon mari et moi les avons rencontrés au restaurant, alors qu'ils revenaient tous les deux d'une cure dans un centre de santé pour se libérer de plusieurs kilos. C'était leur premier « vrai » repas depuis deux semaines. Quand elle l'a vu boire du vin, elle a commencé à lui faire les gros yeux (contrôle non verbal). Ensuite, elle a retiré la corbeille de pain et l'a placée le plus loin possible de lui. Elle a fait la même chose avec le beurre (contrôle au plan physique). Elle n'osait pas dire à haute voix ce qu'elle pensait (contrôle au plan mental), mais il était facile de sentir la colère (plan émotionnel) qu'elle retenait à l'intérieur d'elle.

Ce qui semblait la déranger le plus, c'est que son mari savourait à cœur joie tout ce qu'il mangeait et buvait, et qu'il faisait semblant de ne s'apercevoir de rien. Finalement, au moment du dessert, il demande deux boules de glace avec de la crème Chantilly. C'est alors qu'elle a éclaté et s'est mise à lui crier dans le restaurant qu'il était idiot, inconscient… et je ne raconte pas la suite. Elle lui a surtout rappelé l'importante somme d'argent qu'il venait de dépenser pour sa cure, et tout cela pour rien, ajouta-t-elle, furieuse.

Peu après, alors que j'étais seule avec elle, je lui ai demandé pourquoi elle vivait autant de colère. De toute évidence, c'était parce qu'elle ne parvenait pas à contrôler son mari, au même degré qu'elle se contrôlait elle-même. Elle finit par m'avouer sa grande peur de perdre son mari, si celui-ci continuait à faire autant d'excès. Comme je savais qu'elle ne me parlait pas de sa véritable peur, j'ai continué à lui poser des questions, jusqu'à ce que j'apprenne la nature exacte de sa peur individuelle, si son mari venait à décéder.

Ainsi, j'ai appris que son premier conjoint s'alimentait très mal. C'était un homme d'affaires toujours sur la route, et ce dernier était mort d'une crise cardiaque. Plusieurs années plus tard, elle se sentait encore coupable de l'incident. Elle était persuadée que si elle s'était occupée davantage de l'alimentation de son mari, elle aurait pu éviter qu'il n'en meure. La simple pensée d'avoir sur la conscience le décès d'un deuxième conjoint l'angoissait à un point tel qu'elle en était devenue obsédée.

Le contrôle, la peur, la croyance et la blessure

Comme tu peux le constater, on dénote dans cet exemple le contrôle, la peur et la croyance. Voilà une indication qu'une blessure a été activée. Dans son cas, on peut constater deux blessures, soit l'injustice et la trahison. La personne qui souffre d'injustice recherche la perfection dans tout. Conséquemment, cette dame s'en veut de ne pas avoir été l'épouse parfaite avec son premier conjoint et fait tout pour se reprendre avec le deuxième. Elle porte donc le masque du « rigide ». Celle qui souffre de trahison, pour sa part, a de la difficulté à faire confiance. Dans ce cas, elle en veut à son mari de ne pas lui faire confiance, de ne pas apprécier tout ce qu'elle fait pour lui. Cette dame porte donc le masque du « contrôlant ».

Cette dernière qui a cessé d'être elle-même, et surtout d'écouter son besoin de savourer un bon repas en compagnie de son mari et d'amis, a réagi automatiquement. Elle s'est retrouvée dans le contrôle, ce qui est une indication qu'elle portait les masques associés à ses blessures.

L'activation d'une blessure

Quand je parle d'une blessure activée, je veux dire que nos blessures sont continuellement présentes au fond de nous, mais que celles-ci ne sont pas toujours activées. Elles le deviennent quand une autre personne vient les réveiller et, de ce fait, nous voilà en réaction.

Il se peut aussi qu'une de tes blessures soit activée sans qu'il n'y ait personne autour de toi lorsque cela se produit. Par exemple, tu es seul chez toi ; ta préférence serait de paresser quelques heures et, tout à coup, une petite voix dans ta tête te dit que tu n'as pas le droit d'être paresseux, que c'est honteux. Même si tu es seul, la peur qui t'envahit est occasionnée par une croyance achetée étant jeune, en général d'un de tes parents. Cette peur d'être jugé en tant que paresseux continue de t'habiter et t'influence à être actif plutôt que paresseux, et ce, par peur d'être pris en flagrant délit de paresse ou par peur que quelqu'un n'apprenne que tu es parfois paresseux. Donc, une blessure est toujours activée par la peur de quelqu'un, de même que par la croyance entretenue, dans le but d'éviter la réalisation de cette peur.

Je connais même des personnes qui continuent de craindre leurs parents décédés. Quand ils osent être ou agir de façon contraire à ce que leurs parents croyaient, on peut tout de suite déceler leur peur et leur culpabilité lorsqu'ils disent : *Si ma mère me voyait à cet instant, elle se retournerait dans sa tombe.*

Chaque blessure peut être activée de trois façons, souvent de manière très inconsciente : 1) peur d'être blessé par l'autre ; 2) peur de blesser l'autre ; 3) le fait de se blesser soi-même.

On peut parler de contrôle, non seulement quand nous nous abstenons de faire ou d'être d'une certaine façon, mais aussi toutes les fois où nous n'avons pas réussi à nous contrôler. Aussi, en nous sentant très coupables, nous nous en voulons de n'avoir pas pu nous contrôler.

La grande majorité du temps, la plupart d'entre nous ne sommes même pas conscients qu'une blessure est activée. C'est surtout notre réaction face à la situation ou à la personne qui peut nous l'indiquer. Toutes les façons de se contrôler indiquées dans ce chapitre sont une réaction et non une action volontaire. Tu verras dans le chapitre suivant comment ces réactions influencent la façon dont tu t'alimentes. Tu découvriras ainsi une autre façon de devenir conscient qu'une blessure a été activée.

Voici donc les façons de te contrôler, selon la blessure activée.

La blessure de rejet

Commençons avec la blessure de REJET. Comment te contrôles-tu quand tu as peur d'être rejeté, peur de rejeter quelqu'un d'autre ou quand tu te rejettes toi-même ?

➤ Quand tu rumines sans cesse parce que tu es obsédé par quelque chose à faire ou à dire qui te crée de la peur ou par quelque chose que tu as entendu à ton sujet et qui a touché ou ravivé ta blessure ;

➤ Quand tu souffres d'insomnie à cause d'un trop-plein d'activités mentales ;

➤ Quand tu fuis une situation en te faufilant rapidement de l'endroit où tu te trouves ou en partant en astral (dans la lune) ;

➤ Quand tu nies une situation, ne veux pas la voir dans sa réalité. Ça peut être de te faire croire que la personne ou la situation ne t'a pas du tout dérangé, touché, ému, fait vivre des émotions. Ce genre de contrôle est en général inconscient. On doit demander à nos proches de nous aider à découvrir à quel moment nous fuyons en niant ;

➤ Quand tu nies la véracité, la pertinence d'un compliment, en croyant que si cette personne te

24

connaissait vraiment, elle ne te l'aurait jamais
fait ;

► Quand tu as honte d'ÊTRE ce que tu es et que tu
ne veux surtout pas être découvert ;

► Quand tu te fermes, te retiens de dire ou de faire
quelque chose par peur que l'autre ne t'aime
plus, cesse de t'apprécier.

Un point important à se souvenir au sujet de la
blessure de REJET : celle-ci est toujours activée par
la peur au niveau de l'ÊTRE et non au niveau du
FAIRE et de l'AVOIR. Par exemple, si tu as à parler
ou à faire quelque chose devant un public, il se peut
que tu te prépares outre mesure et que tu n'en dormes
pas. Ta peur véritable n'est pas de mal faire les choses, mais plutôt d'être jugé de NUL si tu ne le fais pas
à la perfection, selon les attentes des autres et, surtout, conformément à tes propres attentes, la plupart
du temps irréalistes.

Si tu fais partie de cette catégorie de personnes, il
est fort probable que tu te contrôles dans ce que tu
fais et dis, surtout pour être aimé et pour te sentir
accepté tel que tu es, au lieu d'être considéré comme
étant nul.

La blessure d'abandon

Maintenant, passons au comportement de contrôle adopté lorsque tu as peur d'être abandonné, peur d'abandonner quelqu'un d'autre ou lorsque tu t'abandonnes toi-même.

➤ Quand tu fais semblant d'être gai, enjoué, heureux pour plaire à un conjoint ;

➤ Quand tu te soumets aux besoins des autres, te faisant croire ainsi que ça te rend heureux ;

➤ Quand tu pleures pour arriver à tes fins pour avoir de l'attention ;

➤ Quand tu utilises un ton pleurnichard pour faire tes demandes ou partager ton mécontentement ;

➤ Quand tu déranges sans cesse les autres pour obtenir de l'attention ;

➤ Quand tu joues à la victime, c'est-à-dire que tu t'attires inconsciemment des problèmes ;

➤ Quand tu racontes ce qui t'arrive d'une façon dramatique, avec exagération ;

➤ Quand tu profites d'une maladie pour manipuler l'autre, afin qu'il s'occupe de toi ;

➤ Quand tu n'écoutes pas tes besoins, par peur que l'autre personne pense ou croit que tu l'abandonnes, la laisse tomber ;

► Quand tu commences quelque chose et que tu renonces, baisses les bras, avant d'être parvenu à ton but, accusant bien souvent (et faussement) la personne qui aurait dû te soutenir, selon toi ;

► Quand tu tournes en rond lorsque tu es seul, que tu n'arrives pas à t'intéresser à quelque chose ;

► Quand tu as besoin de tout raconter ce qui t'arrive – au téléphone ou en personne – à quelqu'un ;

► Quand tu te crois incapable de faire face à la mort imminente d'un être cher ;

► Quand tu endures n'importe quoi, par peur d'être abandonné, en général par un conjoint ou un enfant ;

► Quand tu ne peux te décider à terminer une relation par peur de te retrouver seul, même en sachant que ce serait mieux pour toi ;

► Quand tu demandes de te faire aider, avant même d'avoir vérifié si tu peux le faire par toi-même ;

► Quand tu interromps une autre personne pour parler de tes propres problèmes ;

► Quand tu crois que tes difficultés sont beaucoup plus importantes que celles des autres.

La blessure d'humiliation

Si tu souffres d'humiliation, voici les comporte-ments de contrôle les plus fréquemment utilisés quand tu as peur d'humilier une autre personne, peur d'être humilié ou lorsque tu t'humilies toi-même:

► Quand tu laisses une autre personne te rabaisser physiquement ou psychologiquement, sans rien dire ;

► Quand tu t'obliges à offrir de l'aide à une per-sonne en difficulté, en oubliant tes propres be-soins ;

► Quand tu t'empêches de dire quoi que ce soit de négatif au sujet d'une autre personne ;

► Quand tu retiens tes pulsions physiques, croyant que Dieu voit tout, qu'Il t'a à l'œil ;

► Quand tu te traites de malpropre, d'indigne, de sale ;

► Quand tu es dégoûté de toi-même ;

► Quand tu fais rire les autres à ton détriment, en t'humiliant ;

► Quand tu retournes un compliment à l'autre, te croyant indigne de le recevoir et surtout en étant persuadé que l'autre en est plus digne, le mérite davantage que toi ;

► Quand tu fais tout pour être irréprochable aux yeux de Dieu ;

► Quand tu crois que tu dois alléger la souffrance des autres, de l'humanité ;

► Quand tu fais passer les autres avant toi, croyant qu'ils souffrent plus que toi ;

► Quand tu te retiens d'avoir du plaisir sensuel, par peur de passer pour une putain ;

► Quand tu t'empêches de te faire plaisir au plan physique, par peur d'être perçu comme un égoïste.

La blessure de trahison

Maintenant, passons à la blessure de TRAHISON, qui est celle qui nous pousse le plus à vouloir contrôler les autres. Voici les différents moyens de contrôle utilisés, lorsque tu as peur d'être trahi par une autre personne ou de trahir quelqu'un. N'oublie pas que ce que tu fais aux autres, tu te le fais à toi-même.

Je te rappelle qu'on peut souffrir de trahison à chaque fois qu'il y a un bris de confiance, un mensonge, une promesse non tenue, de la lâcheté, un manque de responsabilité. De plus, toutes les formes de contrôle suivantes doivent être vécues avec quelqu'un du sexe opposé.

➤ Quand tu cherches à avoir le dernier mot ;

➤ Quand tu mens ;

➤ Quand tu interromps l'autre avant qu'il ait terminé de dire ce qu'il a à dire ;

➤ Quand tu sautes aux conclusions avant que l'autre ait terminé ;

➤ Quand tu gardes rancune et te renferme, ne veux plus parler à l'autre ;

➤ Quand tu parles fort, prenant toute la place dans une rencontre ;

➤ Quand tu t'empêches de faire confiance à l'autre, car tu te méfies, tu doutes de cette personne ;

➤ Quand tu fais tout pour être reconnu en tant que personne spéciale, forte, capable ;

➤ Quand tu as des attentes sans qu'il n'y ait eu une entente claire au préalable ;

➤ Quand tu t'impatientes parce que l'autre ne va pas assez vite ;

➤ Quand tu te mets en colère parce que ça ne se réalise pas selon tes plans ;

➤ Quand tu insistes pour que l'autre soit d'accord avec toi, adhère à tes idées ;

- Quand tu utilises une forme de séduction pour arriver à tes fins ;

- Quand tu culpabilises l'autre pour l'un de tes propres oublis, erreur ou trahison ;

- Quand tu surveilles l'autre pour qu'il effectue ses tâches à ton goût ;

- Quand tu fais une demande à l'autre et que d'emblée, tu ne lui fais pas confiance, tu doutes intérieurement de sa façon de le faire ;

- Quand tu refuses de t'engager face à l'autre ;

- Quand tu ne prends pas ta responsabilité, que tu veux que l'autre endosse ton erreur, ton oubli ;

- Quand tu ridiculises l'autre pour tenter de le changer ;

- Quand tu refuses systématiquement le conseil de l'autre ;

- Quand tu cherches à intimider l'autre ;

- Quand tu boudes pour arriver à tes fins, pour obtenir ce que tu veux ;

- Quand tu cries ou menaces l'autre ;

- Quand tu cherches à imposer ta façon de faire ;

- Quand tu prends une décision pour l'autre sans lui demander son avis.

La blessure d'injustice

Je termine avec la blessure d'injustice, laquelle est vécue par ceux qui sont trop perfectionnistes et qui s'accusent facilement. Les moyens de contrôle suivants sont utilisés avec soi-même et avec les personnes du même sexe. Voici donc ci-dessous les aspects de ton comportement, lorsque tu as peur qu'une autre personne soit injuste envers toi ou que tu as peur d'être injuste (ou imparfait) face aux autres et à toi-même:

- ➤ Quand tu ne respectes pas tes limites et que tu t'en demandes trop ;

- ➤ Quand tu fais semblant que tout va bien alors que ce n'est pas le cas ;

- ➤ Quand tu te justifies en déformant souvent la réalité ;

- ➤ Quand tu refuses de te faire aider, croyant que ce sera mieux accompli par toi ;

- ➤ Quand tu te retiens pour démontrer tes sentiments ;

- ➤ Quand tu refoules tes larmes ou te caches pour pleurer ;

- ➤ Quand tu juges l'autre d'être trop sensible ;

➤ Quand tu t'interdis de prendre un médicament ou de consulter un médecin ;

➤ Quand tu révises plusieurs fois ce que tu viens de faire ;

➤ Quand tu recommences la même tâche à maintes reprises ;

➤ Quand tu interromps l'autre jugeant que ses propos ne sont pas justes ;

➤ Quand tu cherches à te faire dire que ce que tu viens d'accomplir est parfait ;

➤ Quand tu veux avoir une solution rapide, sur-le-champ, pour un problème, avant d'avoir pris le temps de sentir celui-ci ou d'en trouver la cause ;

➤ Quand tu juges ou accuses l'autre d'avoir mal agi ;

➤ Quand tu veux avoir raison, estimant que tu as la réponse juste ;

➤ Quand tu vis de la colère, croyant une situation injustifiée ;

➤ Quand tu te critiques sévèrement, pensant ainsi que tu vas t'améliorer ;

➤ Quand tu t'autodétruis, te sous-estimes au moment de réussir quelque chose ;

➤ Quand tu refuses de recevoir quoi que ce soit de l'autre, par peur d'être endetté envers cette personne ;

➤ Quand tu dis oui, alors que tu veux dire non, par peur d'être injuste, insensible ;

➤ Quand tu te prives de t'accorder un plaisir, croyant ne pas le mériter ;

➤ Quand tu te forces pour sourire ou rire ;

➤ Quand tu ne peux arrêter de travailler, par peur de passer pour paresseux ;

➤ Quand tu te raisonnes, alors que tu veux autre chose, au lieu d'écouter ton cœur ;

➤ Quand tu culpabilises l'autre de ne pas se prendre en main ;

➤ Quand tu te retiens d'afficher ta colère ;

➤ Quand tu ne te permets pas d'être heureux, si une personne proche ne l'est pas.

Il est possible que ce soit plus difficile de reconnaître les comportements de contrôle des deux dernières blessures, car l'ego du contrôlant et du rigide est plus élevé. Ce sont deux blessures de force qui apportent des réactions plus rapides et plus intenses. Plus notre ego est fort et plus il a le pouvoir de nous faire croire ce qu'il veut, comme par exemple que c'est nous qui avons raison et l'autre qui a tort.

Devenir conscient du degré de contrôle

Je te suggère fortement de prendre le temps de relire plus d'une fois tous ces moyens de contrôle, afin de mieux faire le lien par la suite avec le chapitre deux. Voici comment procéder. Note les moyens que tu utilises, avec quelle personne (enfant, conjoint, famille, amis) et dans quelles circonstances. Pour t'aider davantage, voici plusieurs domaines où le contrôle est utilisé :

➢ L'apparence physique ;

➢ L'habillement ;

➢ L'argent, le budget ;

➢ Les tâches à la maison, au travail ;

➢ Les sorties ou les loisirs, les vacances ;

➢ La sélection d'amis ;

➢ Les études ;

➢ Le choix de vie professionnelle ;

➢ Les marques d'attention, d'affection ;

> ➤ La sexualité ;

> ➤ L'attitude, le comportement ;

> ➤ La religion, le développement spirituel.

Rien ne t'empêche de vérifier avec tes proches dans quel comportement de contrôle ceux-ci te voient. Toutefois, cela prend une certaine dose d'humilité pour effectuer ce genre de démarche. Mais si tu es en train de lire ce livre, j'en déduis que tu veux te prendre en mains pour améliorer ta qualité de vie.

Par ailleurs, si tu veux aller encore plus loin, prends le temps de vérifier dans chaque situation, de quelle nature sont les accusations ou jugements que tu portes envers les autres et envers toi-même. Par la suite, tu pourrais éventuellement tenter de cerner la peur que tu vis pour toi. Je reviendrai sur ce genre de rétrospective au dernier chapitre.

Tu verras à quel point cela peut t'être utile de savoir quel contrôle tu cherches à exercer dans ta vie, lequel se reflète dans ta perte ou la recherche de contrôle au niveau de l'alimentation. Voyons maintenant le lien entre ta façon de t'alimenter et l'une de tes blessures activées.

Chapitre 2

Le lien entre le contrôle et l'alimentation

J'ai fait mention dans le chapitre précédent que nos blessures sont réveillées dès la naissance par nos parents ainsi que tous ceux qui en tiennent le rôle, et ce, durant les sept premières années de notre vie. Par la suite, chaque fois qu'une blessure est activée par qui que ce soit, ce n'est qu'une répétition de ce qui s'est déjà passé auparavant, mais dont nous ne sommes pas conscients.

Prenons l'exemple d'une petite fille qui s'est sentie rejetée dès la naissance, parce que sa mère était déçue de ne pas avoir eu un garçon. Sa blessure de rejet a donc été éveillée dès la naissance, et de façon plus que probable à l'état fœtal. Par la suite, quoi que fasse ou dise sa mère, il y a de fortes chances que la petite fille, l'adolescente et plus tard la jeune femme, interprète mal le comportement de sa mère. En effet, il est très important de se souvenir que ce n'est pas ce que fait une autre personne qui est la cause de notre souffrance, mais bien notre réaction influencée par l'une de nos blessures qui nous fait souffrir.

Cela explique pourquoi il arrive fréquemment que même si un parent agit de la même façon avec deux de ses enfants, ces derniers peuvent le vivre très différemment en raison de leurs différentes blessures.

L'influence du comportement de la mère

Par contre, quand il est question de l'alimentation, c'est surtout l'influence de la maman, ou celle qui en a assumé le rôle dans les sept premières années, qui a été la plus importante. Pourquoi ? Parce que la mère est symbolique de notre mère, la planète Terre, et notre père est symbolique de notre père, le Soleil. La Terre – qui est aussi appelée la mère nourricière – nous nourrit avec tout ce qui pousse. Elle pourvoit à notre alimentation de base. Dans l'ordre des choses, la mère est aussi celle qui doit nous nourrir intérieurement, c'est-à-dire nous aider à nous sentir bien. Le rôle du père, quant à lui, est de nous aider à utiliser notre énergie pour créer, pour passer à l'action, pour s'occuper de nos besoins d'ordre matériel.

Dès la naissance, le bébé a besoin du lait de sa maman. C'est la chose la plus naturelle au monde que de voir un bébé naissant – il en est de même chez les animaux – qui, tout de suite cherche à téter. Il cherche le mamelon de sa maman. C'est pourquoi il est si important pour une maman de donner le sein à son bébé. Même si elle ne peut le faire sur une longue période, les premières semaines sont cruciales pour débuter et préparer la vie de cet enfant, dans l'ordre des choses.

Pour les mamans qui ne peuvent allaiter leur bébé, ou qui refusent de le faire, lorsque celui-ci est de sexe féminin, cette expérience active grandement la blessure de rejet de l'enfant. Lorsque le bébé est de sexe masculin, c'est la blessure d'abandon qui est alors activée. J'explique clairement dans le livre sur les blessures pour quelle raison chacune d'entre elles est réveillée par un parent en particulier.

Je te rappelle que lorsqu'un enfant vit une certaine blessure avec son parent, celui-ci vit la même blessure de son côté même si, la plupart du temps, il en est inconscient. Nos enfants ont le don de venir éveiller en nous ce que nous n'avons pas encore réglé avec nos propres parents. Il arrive parfois que c'est le bébé qui ne peut digérer le lait de la maman ou qui refuse de prendre le sein. C'est en l'occurrence la blessure de rejet ou d'abandon de la maman, qui est activée.

Dans l'exemple d'une maman qui ne peut allaiter sa fille, si cette dernière se sent rejetée, la blessure de rejet de la maman est aussi en activité. La maman, consciemment ou non, s'en veut de ne pouvoir allaiter son bébé. Il est fort possible qu'elle ait peur de nuire à son bébé et de ne pas se sentir aimée par celui-ci. Si elle cherche plus profondément en elle, elle découvrira sans doute qu'elle a vécu la même chose avec sa propre maman. Aussitôt qu'une quelconque émotion fait son apparition, il y a une blessure d'activée.

Parallèlement, le bébé qui refuse de se faire nourrir par sa mère risque davantage de souffrir d'anorexie plus tard. J'y reviendrai dans un autre chapitre.

Donc, le comportement et l'attitude intérieure de la maman, face à l'alimentation, influencent beaucoup l'enfant. Ce comportement, en général, sera inconscient de la part de la maman car celle-ci ne réalise pas qu'elle agit ainsi avec son enfant parce que celui-ci a besoin de ce genre de comportement pour devenir conscient de ses propres blessures. En effet, il n'y a aucun hasard dans la raison pour laquelle les parents agissent d'une certaine manière avec leurs enfants. Tout est déjà organisé dans le plan de vie de cette famille. Les parents agissent en conséquence de leurs blessures en relation avec celles des enfants, afin que tous ensemble puissent s'entraider à devenir plus conscients, pour arriver un jour à guérir leurs blessures.

On a pu constater que déjà très jeune, quand le bébé pleure et que les parents ne savent pas trop quoi faire, ou quand ça les dérange, la mère décide d'introduire quelque chose – sucré de préférence – dans la bouche de l'enfant. Je dis « la mère » parce qu'en général, c'est elle qui a le dernier mot sur la façon de nourrir l'enfant. Il est vrai qu'il y a toujours des exceptions à toutes les règles de ce monde, mais pour le bénéfice de ce livre, je m'en tiens à une règle générale de ce qui arrive en grande majorité du temps.

À une époque pas si lointaine, on donnait au nourrisson une sucette, souvent trempée dans le sucre ou le miel, ou une bouteille de jus ou autre liquide sucré, sans vraiment savoir si c'était bien ce dont celui-ci avait besoin. Avec le temps, cela devient une habitude et on continue d'agir et de se comporter de la même façon. L'enfant est pleurnichard, s'est fait mal, est turbulent, s'ennuie, est dérangeant, on lui donne quelque chose à manger ou à boire – sucré de préférence. Alors que nous sommes encore très jeunes, nous apprenons à nous gaver de n'importe quoi, à la moindre émotion ou contrariété, excepté ce dont nous avons besoin. La grande majorité des gens ont donc appris à se consoler, à se donner de l'attention, à se récompenser avec quelque chose à se mettre sous la dent.

Voilà pourquoi chaque fois qu'une de tes blessures est activée, tu as de la difficulté à savoir si tu as véritablement faim et, si oui, de quoi ton corps a besoin. Selon la blessure vécue à ce moment-là, tu es porté à manger et à boire de façon différente.

La blessure de rejet et l'alimentation
(Masque: fuyant)

Quand c'est la blessure de rejet qui est en cause et qui t'influence à te contrôler, il est davantage possible d'avoir l'appétit coupé, étant le genre de personne à ruminer. Tu ne ressens plus rien, donc tu ne sens même pas que ton corps a besoin de nourriture. Par contre, si tu manges, tu seras surtout porté à prendre de petites portions, du bout de la fourchette, en n'étant pas très conscient de ce qui remplit ton assiette et en ne goûtant pas vraiment. Comme c'est le masque de fuyant qui apparaît avec cette blessure, fuir signifie donc ne plus être vraiment présent face à ce qui se passe dans le monde physique.

Par conséquent, étant davantage intéressé par l'aspect du monde mental que par les choses reliées au monde physique, tu ne peux pas vraiment jouir de ta nourriture. L'aliment le plus utilisé pour fuir est le sucre, et ce, sous toutes ses formes, à défaut d'alcool ou de drogue. Par ailleurs, j'ai pu observer chez les personnes fuyantes que le sucre apporte très souvent un effet semblable à l'alcool.

Le fait de manger une grande quantité de sucre provoque un cercle vicieux dans ton corps et peut, en outre, devenir très nuisible. Ton corps, et principalement tes glandes surrénales, auront à travailler durement pour parvenir à assimiler et à éliminer ce sucre ; ton corps deviendra affaibli et fatigué. Quand tu te sentiras en manque d'énergie, tu reprendras à nouveau du sucre, espérant recouvrer cette énergie perdue. Ce qui, par ailleurs, est un faux moyen, car celui-ci s'avère de très courte durée et, de ce fait, c'est toujours à recommencer.

Le fuyant est aussi celui qui va privilégier les aliments très épicés. C'est une autre façon de goûter à quelque chose et d'y trouver certaines sensations. Comme il ne peut vraiment goûter aux saveurs de chaque aliment, le fuyant se dit qu'au moins il goûte aux épices. Ceci explique comment certaines personnes arrivent à manger aussi épicé, sans aucune réaction.

La blessure d'abandon et l'alimentation
(Masque : dépendant)

Quand c'est ta blessure d'abandon qui est activée et qui te porte à contrôler, le contraire se produit. Comme tu cherches l'amour à l'extérieur sous forme d'attention, d'affection et de soutien – et que tu ignores comment l'obtenir – tu compenses par ton alimentation. Ne recevant pas ce que tu veux de l'extérieur, tu combles ton besoin dans la nourriture. Tu peux alors manger sans fin – de là l'expression *il n'a pas de fond* – croyant ainsi remplir le vide intérieur que tu vis. Tu manges beaucoup ; non parce que c'est bon ou parce que ton corps en a besoin, mais bien pour te donner l'impression de recevoir ce qui te manque. Malgré ce gavage incessant, tu continues pourtant à sentir un creux au niveau de ton estomac. C'est comme s'il n'y avait pas de fond en toi. Ce que tu ne réalises pas, c'est que ce vide se situe plutôt au niveau du cœur. Comme la nourriture ne peut remplacer ce manque affectif, il n'y en a jamais assez et tu ne sais pas quand arrêter. C'est le cœur qui a besoin d'être rempli d'une bonne dose d'amour de soi.

J'ai aussi remarqué que lorsqu'une personne se retrouve dans son masque de dépendant et qu'elle prend son repas en bonne compagnie, elle va souvent manger avec une lenteur excessive pour faire durer le plaisir. C'est sa façon de contrôler la quantité d'attention dont elle a besoin. Elle est aussi plus attirée par des aliments mous, qu'elle n'a pas à mastiquer de façon importante.

La blessure d'humiliation
et l'alimentation

(Masque : masochiste)

Quand tu souffres d'humiliation, croyant que ce n'est pas digne d'être une personne sensuelle, tu te contrôles pour ne pas jouir de tes sens. Devant les autres, tu vas souvent te retenir de manger ce que tu aimes le plus ; tu vas te forcer pour choisir ce que tu crois être digne d'une bonne personne. Cependant, il arrive un temps où la personne masochiste n'arrive plus à se retenir, ses sens étant, d'une certaine façon, pris en otage. Elle perd alors le contrôle dans la nourriture et mange de manière exagérée, parce que c'est TELLEMENT BON. Par ailleurs, le plaisir de «manger» passe davantage par ses yeux. Si tu te vois ainsi, tu as sûrement beaucoup de mal à passer à côté d'un plat de grignotines, sans te retenir d'en prendre. Quand tu sais qu'il y a des friandises ou quelque chose que tu aimes chez toi, il doit t'être très difficile d'y résister. Tu sais que tu n'as pas faim mais c'est plus fort que toi. La personne masochiste jouit physiquement de la nourriture, mais très peu psychologi-quement. Plus grande est sa jouissance physique, plus grande est sa culpabilité de se laisser aller, et ce, dans n'importe quel domaine.

Elle mange souvent pour se remplir, pour ne pas sentir son corps. Elle croit que si elle sent la faim, elle va sentir son corps, ce qui n'est pas spirituel selon elle.

Une fois qu'elle a commencé à manger, elle se donne plein de raisons pour continuer. *Tant qu'à avoir débordé et sûrement déjà pris un ou deux kilos, se dit-elle, aussi bien continuer*. Tout ça, pour se don-ner raison d'être une personne indigne, honteuse, cochonne, gourmande. En tant que masochiste, elle cherche à se faire souffrir, à se punir. Elle souffre quand elle a faim et elle souffre après avoir trop mangé.

C'est le genre de personne la plus attirée par les aliments gras, comme le beurre, la crème, les sauces riches, etc. Elle peut continuer ainsi jusqu'à devenir dégoûtée de ce qu'elle mange, au même degré qu'elle est dégoûtée d'elle-même.

La blessure de trahison et l'alimentation
(Masque : contrôlant)

Avec la blessure de trahison, puisque tu veux avoir le contrôle sur ce qui se passe à l'extérieur et que tu as de la difficulté à faire confiance aux autres, tu reproduis le même schéma en te nourrissant. L'expression *mettre son grain de sel* s'applique très bien au contrôlant.

Tu sais que c'est ton cas, lorsque tu t'assures d'ajouter du sel ou du poivre, des épices ou du sucre, etc., quand c'est quelqu'un d'autre qui a préparé le repas. Combien de fois ai-je été témoin de ceux qui ajoutent une bonne quantité de sel et de poivre à leurs aliments, avant même d'y avoir goûté !

Je me souviens d'un jour où j'observais un couple assis à la table voisine dans un restaurant. Monsieur reçoit son assiette et tout en continuant à parler à sa compagne, il prend la salière et la secoue partout dans son assiette. Curieuse, je n'ai pu m'empêcher de compter le nombre de fois qu'il a répété ce geste. Dix-huit fois !!! Je le surveillais de près, tout en me disant qu'il ne s'était certainement pas rendu compte de son agissement et qu'il ne pourrait, de toute évidence, rien avaler. Mais non, il a tout mangé. Cependant, il mangeait comme un bon contrôlant, sans prendre le temps de bien mastiquer et de goûter aux aliments, du fait qu'il allait trop vite.

Tu le sais que cette blessure est activée quand tu fais plein d'autres choses en mangeant. Par exemple : lire, discuter affaires, faire la morale aux enfants ou au conjoint durant le repas, regarder la télé, etc. C'est pourquoi tu ne portes pas vraiment attention à ce que tu absorbes et qu'il y a de fortes chances que tu manges plus que nécessaire, principalement en raison de la vitesse à laquelle tu ingurgites le tout. Il y en a même qui avalent tout rond de très grosses portions. L'estomac ne peut alors recevoir le message du cerveau, du fait qu'il en a assez.

Le contrôlant est aussi celui qui mord dans sa nourriture. Il veut tellement contrôler les autres que lorsqu'il vit de la colère face à ses attentes non comblées, il tente d'assouvir sa faim en mordant. Ce sera souvent une raison de manger de la viande, non parce que son corps en a besoin mais bien par nécessité de mordre.

Il peut sembler être un bon jouisseur de la nourriture, car il mange avidement et aime goûter à tout. Néanmoins, ce n'est pas la réalité, s'il est dans le contrôle, donc dans sa blessure. Convaincu d'un soi-disant bien-être, il peut dire souvent *Comme c'est bon*. Mais s'il mange très vite, il ne goûte pas vraiment.

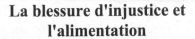
La blessure d'injustice et l'alimentation

(Masque : rigide)

Si c'est ta blessure d'injustice qui est à l'œuvre, tu feras la même chose avec la nourriture que dans ta vie. Tu essaieras de te contrôler le plus possible. C'est seulement celui qui souffre de cette blessure qui arrive à suivre un régime draconien et à se contrôler pour avoir le poids idéal, la taille qu'il considère acceptable.

Quand ton masque de rigide prend le dessus, tu parviens à contrôler la quantité et le choix d'aliments à ingérer. Il est fort possible, de plus, que tu juges le comportement du « laisser-aller » tellement inacceptable que tu affirmes régulièrement des choses comme : *Je ne mange JAMAIS de sucre ou de dessert. Je ne bois PLUS d'alcool. Je ne mange que des aliments santé. Je ne grignote JAMAIS rien entre les repas.* Tu te fais tellement une gloire d'être capable de te contrôler de la sorte que tu ne t'aperçois pas que tu émets des propos qui ne correspondent nullement à la réalité. C'est le «rigide» qui utilise le plus souvent des superlatifs comme *toujours, jamais, extraordinaire, épouvantable,* etc.

J'ai une amie qui, à chaque fois qu'elle vient manger chez moi, répète ce qui suit au moment du dessert : *Je suis tellement fière de moi ; j'ai cessé de manger du dessert depuis un bon moment. Mais aujourd'hui, je vais faire une exception. Tu es si bonne cuisinière et ce dessert semble si délicieux que je vais me laisser tenter.* Je m'abstiens ici de te dire la quantité qu'elle consomme. Je suis convaincue qu'elle ne se rend pas compte de cette «manœuvre» depuis plusieurs années et encore moins de la quantité qu'elle absorbe.

Plus tôt, j'ai parlé du masochiste qui mangeait beaucoup, mais tout en se sentant coupable. Chez le rigide, il se sent aussi très coupable, mais comme il excelle dans le contrôle de lui-même, il parvient assez facilement à se raisonner, à se faire croire que ce n'est pas grave, vu que ce n'est que cette fois-ci, et ce, dans le but d'occulter sa culpabilité. Voilà pourquoi il s'attire des problèmes physiques soudains et très douloureux : pour attirer son attention sur toute cette culpabilité qu'il occulte. De plus, il éprouve de la difficulté à trouver la cause de ses problèmes, car il n'est pas conscient de quoi il se sent coupable. Les douleurs qu'il s'attire sont en fait sa façon inconsciente de se punir.

Si jamais le rigide finit par perdre le contrôle dans la nourriture ou la boisson, étant arrivé au-delà de ses limites dans d'autres domaines, il cherchera le plus possible à vivre cette situation seul et n'osera pas en parler. Lorsqu'il perd le contrôle devant d'autres personnes, sa culpabilité est grandement multipliée et il se promet bien de ne plus jamais recommencer.

Plus le rigide est exigeant envers lui-même et s'empêche de sentir, plus il sera porté, en outre, à ajouter des épices dans son alimentation. À l'inverse du contrôlant, cependant, il goûte d'abord à sa nourriture, car tout doit être parfait, à son goût. Ensuite, il ajoute les épices dont il croit avoir besoin à ce moment-là.

Le rigide aime aussi les aliments très croquants, comme les croustilles, et privilégiera les fruits et légumes crus et durs.

Si tu te vois dans cette blessure, il est fort possible que tu sois du genre à vérifier soigneusement les aliments et les quantités sur les étiquettes de tous les produits d'alimentation. Est-ce que tu le fais vraiment par amour pour toi, car tu refuses de manger des produits chimiques, par exemple ? Ou est-ce par peur de retrouver des ingrédients qui font grossir ?

J'ai souvent été témoin de personnes rigides qui, lorsqu'elles perdent le contrôle, mangent une grande quantité d'aliments « non grossissants » ; ainsi elles se font croire que ce n'est pas si mal. Néanmoins, le corps n'est pas plus heureux, car il aura à digérer, assimiler, et éliminer ou stocker ce surplus quelque part dans l'organisme. Il en est de même pour le sucre car en dépit qu'il soit naturel, l'absorption d'une grande quantité sera inévitablement dommageable pour le corps.

Il se peut que tu sois également dérangé lorsque tes proches mangent en trop grande quantité. Ne te le permettant que très rarement, il te sera difficile d'accepter que quelqu'un d'autre puisse se le permettre. Pour t'autoriser à manger véritablement à ta faim, et particulièrement tout ce que tu aimes, tu crois devoir le mériter. Dans le cas contraire, tu t'imposes alors des restrictions.

Combien de fois ai-je été témoin de personnes qui mangent soit avec goût, amour, ou appétit quand, tout à coup et sans raison apparente, elles poussent leur assiette en disant : *C'est assez. Je dois maintenant arrêter.* On peut même percevoir une certaine raideur dans leur maintien. Elles viennent de mettre leur masque de rigide et décident qu'il est temps de se contrôler.

Je te rappelle que tous ces contrôles et ces pertes de contrôle reliées aux cinq blessures sont un reflet d'un autre type de contrôle qui se reflète dans ta vie psychologique. Le physique est toujours un reflet de ce qui se passe au-delà de l'enveloppe corporelle. Voilà pourquoi il est inutile de te contrôler physiquement, car la cause du contrôle s'avère au-delà de ce physique et continuera à persister. C'est comme lorsque tu tentes de cacher une blessure avec un pansement, sans la soigner, espérant ainsi ne plus la voir. Bien au contraire, celle-ci risque plutôt de s'aggraver.

Il en est de même pour tous les troubles physiques qui, selon la médecine, sont causés par une mauvaise gestion alimentaire qui ne respecte pas les besoins du corps. Par exemple, les crises de foie, les indigestions, les brûlements d'estomac, l'hypoglycémie, le diabète, les problèmes d'intestin, etc. s'avèrent de bons exemples de malaises qui nécessitent très souvent un changement de régime alimentaire.

Ces problèmes physiques ne sont que des expressions de ton être, qui veut attirer ton attention sur des attitudes intérieures qui ne sont plus bénéfiques pour toi. Ton Dieu intérieur cherche à te dire, par ces malaises, qu'il est grand temps que tu apprennes à t'aimer davantage. Puisque j'ai écrit un ouvrage[1] complet renfermant environ cinq cents malaises et maladies, je n'en fais pas allusion dans ce livre.

1   Ton corps dit: Aime-toi!, Lise Bourbeau, Les Éditions ETC, 1997

Choix des aliments

Pour terminer ce chapitre, voici un résumé de la signification des différents choix et comportements alimentaires les plus fréquents. Tes choix et tes comportements sont une autre façon de devenir conscient de tes blessures. Dans le quatrième chapitre, tu trouveras une méthode simple et rapide pour t'aider à te connaître davantage, et ce, grâce à ton alimentation. Ce qui est mentionné ci-après englobe non seulement les aliments, mais également tout ce que tu bois, à l'exception de l'eau.

Pour chaque aliment mentionné ci-après, il y a plusieurs explications. Il se peut qu'une seule te convienne comme il peut y en avoir plusieurs.

Aliments salés ou trop de sel : ajouter ton grain de sel aux agissements ou propos des autres. Avoir de la difficulté à ne pas avoir le dernier mot. Rechercher à avoir raison. Vouloir que tout aille selon tes désirs. Peur de te faire contrôler. Te causer de la pression inutile devant l'impossibilité à tout contrôler. Éprouver de la difficulté à t'exprimer alors que tu voudrais avoir le dernier mot.

Comment savoir ce que signifie « trop de sel » ? Il y a de fortes chances que tu fasses partie de la majorité des gens qui en consomment trop. Le besoin minimum de sodium par jour est d'un demi-gramme, l'idéal étant par ailleurs d'un gramme et demi. En Amérique, la moyenne de consommation de sodium quotidienne est de sept grammes, donc plus de quatre fois le critère idéal recherché. On retrouve beaucoup ce dernier comme produit de conservation, à l'intérieur de tous les aliments déjà préparés des supermarchés. Voilà une des raisons principales, selon la médecine, pourquoi neuf canadiens sur dix souffrent d'hypertension. En réalité, ce n'est pas le sel qui cause l'hypertension, mais plutôt les émotions vécues qui t'incitent à absorber trop de sel.

Aliments sucrés ou le sucre : manquer de douceur dans ta vie. Être trop exigeant envers toi-même, t'en demander trop. Difficulté à te faire des compliments ou à reconnaître ta vraie valeur. Croire que tu as droit à une récompense uniquement quand tu as accompli quelque chose d'extraordinaire. Peur d'être égoïste. Ne pas être en contact avec tout ce que tu reçois, croyant en manquer, ce qui signifie être davantage en contact avec ce que tu ne reçois pas selon tes attentes.

Comment savoir si tu absorbes « trop de sucre » ? Les résultats des recherches à ce sujet comportent des conclusions différentes les unes par rapport aux autres. Par contre, j'ai souvent entendu que la quantité de sucre repérée dans trois fruits frais est amplement suffisante sur une base quotidienne. En conséquence, tout surplus serait de l'indulgence.

Aliments épicés ou épices : manque d'épices dans ta vie, ce qui signifie l'absence ou le manque de sentir la beauté, l'aspect merveilleux de ce qui t'entoure et surtout de ce qui t'habite. Manque de passion, soit dans ta vie amoureuse, ta carrière ou ta vie en générale. Laisser le mental, l'analyse prendre toute la place plutôt que de réellement sentir ce qui se passe en toi et être passionné par la vie. Peur de sentir. Ne pas être assez en contact et reconnaissant envers les petits moments passionnants dans ta vie.

Aliments riches en gras : dégoût de toi-même, que ce soit au plan physique ou au plan psychologique. Culpabilité. Vouloir te punir, au point de farcir ton corps des aliments les plus difficiles à digérer, assimiler et éliminer. Croire que tu mérites d'être puni si tu t'occupes de toi avant les autres.

Aliments croquants, croustillants : être trop sec et exigeant envers toi-même. Croire que ta vie se doit d'être dure, difficile. Te donner beaucoup de trouble, t'inquiéter pour rien, te compliquer la vie, quand ce n'est pas nécessaire. Croire qu'il faut gagner ton ciel à la sueur de ton front. T'en vouloir lorsque tu te considères comme étant une personne molle ou une personne paresseuse. Avec les autres : avoir la critique facile, être impatient et faire preuve d'intolérance.

Aliments mous : manquer de force, de soutien pour construire la vie que tu veux. Compter sur les autres pour ton bonheur. Croire que tu n'arrives à rien seul. T'en vouloir de désirer une vie heureuse, facile, de te la couler douce. Croire que lorsque tu agis en personne forte, les autres ne s'occuperont plus de toi.

Caféine : afficher un manque de stimulant dans ta vie, c'est-à-dire n'avoir que très peu de buts qui sont motivants, pour lesquels tu as hâte de te lever le matin. T'occuper des objectifs, des projets des autres, plus que des tiens.

Beaucoup de pain : Le fait de n'avoir jamais suffisamment de pain – étant la nourriture de base de l'humain – signifie que tu crois ne pas être assez nourri par tes proches. Tu es dépendant, soit de leur présence, de leur attention, de leurs compliments, de leur reconnaissance ou de leur opinion, ce qui constitue une forme de soutien pour toi.

Je précise que ce qui est décrit plus haut ne doit pas devenir ou dégénérer en obsession. Toutes ces descriptions sont pour les moments et les situations où tu te rends compte que c'est au-delà de la normale. Par exemple, ce n'est pas parce que tu as le goût de manger du spaghetti (aliment mou) que cela veut dire que tu comptes sur les autres pour ton bonheur. Par contre, si tu as le goût de manger des pâtes plusieurs fois par semaine, la définition ci-haut s'applique probablement à toi.

Il en est ainsi pour tout ce qui est mentionné. Si tu bois un ou deux cafés dans ta journée, c'est très différent de la personne qui en boit plusieurs et qui n'est pas en mesure de connaître le nombre de tasses qu'elle a consommées.

Différents comportements

Pour chaque comportement mentionné ci-après, il y a plusieurs explications. Il se peut qu'une seule te convienne comme il peut y en avoir plusieurs.

Manger ou boire très lentement : vouloir faire durer le plaisir, rechercher l'attention, la présence de quelqu'un. Peur de la solitude.

Manger ou boire très vite : ne pas être présent à son repas, causé par la recherche de contrôle de quelque chose ou de quelqu'un d'autre. Vouloir contrôler le temps. Avoir peur que les autres nous trouvent lents, pas assez responsables, pas assez fiables.

Vouloir gagner, avoir le dessus sur quelqu'un d'autre. Peur de ne pas être à la hauteur.

Manger ou boire très peu : croire ne pas mériter de se faire nourrir par notre mère ou tout ce qui concerne l'amour maternel. Ne pas être en contact avec ses propres besoins. La peur d'être aimé devient plus forte que le désir d'être aimé. Ne pas manger ou boire assez est souvent une indication qu'il y a un « trop » dans un autre domaine dans lequel on ne s'accepte pas. Cela peut également signifier pouvoir gérer ce « trop » mais ne pas en être conscient.

Manger ou boire trop : se remplir jusqu'à se sentir mal, signifie ne pas être en contact avec ses limites. Vouloir en prendre ou en faire trop pour les autres. Veiller à materner ses proches outre mesure, le tout au détriment de ses propres besoins. Peur de ne pas être aimé. S'affliger des punitions, souffrant d'avoir trop mangé. Manger ou boire trop est souvent une indication qu'il y a un « pas assez » dans un autre domaine dans lequel on ne s'accepte pas. Il peut aussi s'agir d'en « avoir assez » mais ne pas le voir.

Mordre dans la nourriture : avoir l'intention de mordre quelqu'un. Contrôler sa colère. Se forger des attentes, sans accords tacites. Vouloir que tout se passe à notre façon. Peur d'être doux, vulnérable et s'en vouloir lorsque ça se manifeste.

Avaler tout rond et ne rien goûter : vouloir faire disparaître quelqu'un d'autre. Avoir du ressentiment, garder rancune. Refuser de voir et de discerner le bon côté de l'autre. Renier la façon d'être de l'autre. Peur d'être vulnérable. Le fait de ne rien goûter indique aussi que cette personne a de la difficulté à goûter aux plaisirs de la vie. Elle s'en veut lorsqu'elle se l'autorise.

Chapitre trois

Connais-tu les besoins de ton corps ?

Pour arriver à te connaître à travers ce que tu ingères, la première chose à savoir c'est si tu écoutes bien ou non les besoins de ton corps physique. Lorsque tu es conscient d'être à son écoute, cela signifie que tu es tout autant à l'écoute de tes corps (et besoins) émotionnel et mental. Si tu n'écoutes pas ton corps physique, tu apprends, par conséquent, qu'il en est de même pour les autres corps.

Nos trois corps, qui constituent notre enveloppe matérielle nous permettant de vivre sur cette planète, ne peuvent être dissociés. Tout ce qui se passe dans un corps affecte automatiquement les deux autres. Il est donc plus sage d'être alerte à ce que tu vis à travers ton corps physique, celui-ci étant beaucoup plus tangible que tes deux autres corps.

Voilà pourquoi je te rappelle ce que veut dire « écouter les besoins de son corps physique ». Bien que la plupart de nous ayons appris ces éléments depuis la plus tendre enfance, il est important de se les remémorer. Notre corps physique a besoin :

- d'aspirer de l'air ;
- de boire de l'eau ;
- de s'alimenter ;
- de bouger ;
- de se reposer et de dormir.

Dans ce chapitre, je m'attarde surtout sur le besoin de s'alimenter – les autres besoins reviennent au chapitre six. Si tu es comme moi, lorsque j'étais jeune et que j'entendais parler de bonne alimentation, je comprenais ceci : « ne manger que des trucs pas trop intéressants » ou « se priver de bonnes choses » ou « quand c'est bon pour la santé, ce n'est pas bon au goût » ou encore « surveiller tout ce qu'on mange » (ce qui représente beaucoup de travail). Et toi, qu'est-ce que ton cerveau enregistre, lorsque tu entends qu'il est important d'écouter les besoins alimentaires de ton corps physique ?

Ma décision de réviser ces besoins n'est pas de t'amener à faire du « contrôle ». Loin de là. En fait, je sais aujourd'hui que ce n'est guère la solution. C'est pourquoi je décourage toute forme de contrôle, autant sur le plan physique qu'émotionnel et mental. Mon intention est surtout de t'aider à réaliser que ton corps – qui est ton véhicule dans cette vie – est comme tout autre genre de « wagon ». S'il n'est pas entretenu et qu'il ne reçoit aucune attention ou des soins adéquats, il durera moins longtemps et ne pourra fonctionner à sa pleine capacité.

Je rappelle les raisons principales pour lesquelles nous mangeons :

► Pour assurer notre croissance physique et psychique

► Pour l'entretien du corps

► Pour conserver l'immunité naturelle du corps

► Pour assurer la continuité de l'espèce.

Nous ne mangeons donc pas en premier lieu pour le plaisir de goûter et pour calmer notre faim. Ces deux dernières raisons devraient être secondaires dans l'esprit des gens. Voilà la raison principale pourquoi nous devons être vigilants dans le choix et la qualité de ce que nous ingérons.

Les six éléments nutritifs

Ton corps a besoin de six éléments nutritifs pour bien fonctionner. Il te laisse savoir lequel lui est nécessaire quand tu ressens la faim ou la soif. Dans tel cas, celui-ci peut avoir besoin d'eau, de protéines, de lipides (gras), de glucides (sucres), de vitamines ou de minéraux.

Lorsque tu ingères tout autre élément, tu donnes à ton corps une charge importante de travail, ce qui lui enlève de l'énergie, alors que le but souhaité pour bien le nourrir est de lui procurer de l'énergie. C'est donc une indication que tu n'es pas à l'écoute de tes besoins, en général. Par exemple, les sucres raffinés, les amidons blancs, les gras non essentiels, l'alcool, le tabac, la caféine ainsi que tous les produits chimiques (incluant les médicaments) sont tous des ingrédients qui exigent beaucoup de travail de ton corps dans ses fonctions de digérer, d'assimiler et d'éliminer.

Nous allons voir, à travers ce livre, la raison qui te motive à le nourrir d'une façon plutôt que d'une autre. Je n'ai encore jamais rencontré une personne qui écoute TOUJOURS les besoins de son corps. Ce qui est rassurant, c'est que notre corps est d'une consistance et flexibilité extraordinaires et qu'il sait, à travers son intelligence innée, que l'état naturel de l'humain est de vivre dans l'harmonie. Pour atteindre cette dernière, il nous est nécessaire d'apprendre à nous aimer davantage avant que nous puissions arriver à écouter nos vrais besoins, et ce, à tous les niveaux.

Je n'ai aucune intention de te culpabiliser lorsque tu t'aperçois que tu n'écoutes pas tes besoins. Cette prise de conscience doit être utilisée SEULEMENT dans le but de t'aider à te connaître.

En ce qui concerne les six éléments nutritifs, il est bien sûr important de te souvenir que plus les ingrédients sont naturels, plus le corps est heureux du fait que son système digestif aura moins besoin de travailler.

L'eau. Après l'air, c'est le plus grand besoin de notre corps, car celui-ci est constitué d'environ 65% d'eau. L'eau est nécessaire pour le sang, les tissus, ainsi qu'à transporter les éléments nutritifs, éliminer les déchets et pour aider le corps à régulariser sa température.

Quand tu as soif, ce n'est que de l'eau pure dont ton corps a besoin. Si tu bois une eau pure, comparé à une eau remplie de produits chimiques, ça fait une bonne différence. Pour le vérifier, place un verre d'eau pure à la température de la pièce à côté d'une eau impure – traitée au chlore par exemple – pendant vingt-quatre heures. Ensuite, goûte aux deux verres d'eau. Tu sauras ainsi ce que signifie boire de l'eau pure.

. De plus, il est bon de te rappeler que ton corps a régulièrement besoin d'au moins deux litres d'eau par jour, afin de remplacer ce que tu perds par l'urine, par l'expiration et par les pores de la peau. Tu ne peux, hélas, inclure dans ces deux litres, l'eau ou tout liquide transformé sous forme de thé, café ou autre boisson. Aussitôt que l'eau ne possède pas l'élément clé d'une absolue pureté, soit du H^2O, ça implique que le liquide s'infiltre par le système digestif. L'eau pure, par contre, est assimilée par ton corps tout entier.

Il est possible pour chacun de nous d'adopter une nouvelle habitude. As-tu remarqué l'aisance que possède une personne qui décide de fumer, de toujours se souvenir d'apporter avec elle son paquet de cigarettes ? Comme tu vois, ça ne prend qu'une décision. Alors pourquoi ne pas décider de toujours apporter avec toi de l'eau dans ton contenant personnel ? Il se peut que les premières semaines, tu sois obligé de placer quelques rappels dans des endroits visibles pour y penser. Mais je t'assure que cette bonne habitude ne peut que t'être bénéfique.

Souviens-toi, de plus, qu'aussitôt que ton corps a soif, toute autre boisson que tu absorbes n'a pas le réel pouvoir d'étancher cette soif. Au contraire ! Ça ne fait que l'accentuer. Savais-tu, par exemple, que dans une bouteille de cola, il y a l'équivalent de huit cuillères à thé de sucre ? Et que pour chaque tasse de café avalée, ton corps élimine le double en eau ? Cela veut donc dire que si tu absorbes quatre tasses de café par jour, quatre verres d'eau additionnels te sont nécessaires – en plus des deux litres recommandés par jour. À noter que la bière a également le même effet.

Les cinq autres éléments nutritifs seront passés rapidement, car comme vous le savez, ce livre n'a pas pour objectif principal de vous apprendre à bien vous nourrir. Il est conçu pour vous aider à vous connaître à travers votre façon de vous alimenter plutôt que de faire du contrôle.

Les protéines. Elles sont nécessaires pour construire, entretenir et réparer nos cellules. Par exemple, ce sont elles qui favorisent la croissance, la pousse des cheveux, des ongles, etc.

Si on ingère une protéine provenant de la nature – légumineuses, noix, graines, céréales...-, elle est beaucoup plus assimilable qu'une protéine animale. Si on se nourrit d'une protéine animale qui provient d'un animal heureux, c'est-à-dire une bête qui est élevée dans la nature, comparé à une bête élevée dans ce qu'on appelle « les camps de concentration ou les usines pour les animaux », ça fait aussi toute une différence.

Les lipides. Leur plus grand rôle, parmi plusieurs, est d'apporter une source concentrée d'énergie au corps et de maintenir une réserve d'énergie dans les tissus adipeux. Les lipides s'avèrent d'une grande importance pour une bonne santé de la peau.

Le corps, quant à lui, a surtout besoin de gras insaturés qui sont de source végétale. Les gras saturés, de source animale, ne sont pas des acides gras essentiels. Ces derniers sont des gras qui sont nécessaires à notre corps, mais que celui-ci ne peut produire.

Les glucides. Nous avons tous besoin de glucides, lesquels sont notre principale source d'énergie. Parallèlement, le cerveau ne peut se nourrir que de glucides. Nous les retrouvons sous forme de sucre et d'amidon. Cependant, ce sont des sucres naturels et des amidons non blanchis qui doivent néanmoins être recherchés.

Les glucides dont le corps a le plus besoin doivent provenir de sucres naturels, tels ceux que renferment les fruits. Comme ça requiert de la vitamine B pour transformer les hydrates de carbone en énergie, lorsque nous absorbons des sucres raffinés qui ne contiennent aucune vitamine B, au lieu de fournir l'énergie nécessaire à notre corps, nous lui en enlevons, et ce, afin d'éliminer ces hydrates de carbone inutiles. Quand ces dernières ne sont pas éliminées, elles sont entreposées dans le corps.

Un sucre naturel, facile à assimiler et qui comporte un taux glycémique très bas, est le sirop d'agave. Celui-ci est un extrait de la sève de cactus et est désigné par les tribus amérindiennes comme étant le nectar par excellence.

∽◦⃯

Tu peux facilement avoir de l'information au sujet des six éléments nutritifs dans d'autres livres, ainsi que sur plusieurs sites Internet. Tout ça, dans le but de vérifier à quel degré tu demandes beaucoup de travail et d'efforts à ton corps. Déjà, tu peux constater que si tu donnes du fil à retordre à ton corps pour digérer, assimiler et éliminer ce que tu bois et manges, cela signifie que tu fais la même chose dans ta vie au quotidien : tu t'en demandes trop, tu ne t'aimes pas encore assez pour te rendre la vie facile. Nous verrons dans un autre chapitre la signification plus précise de plusieurs aliments.

La mastication

Il y a un autre facteur qui doit également être pris en considération : la mastication. Plus on mastique et plus on active les glandes salivaires secrétant la salive. Cette dernière détient plusieurs fonctions :

♦   elle nettoie la bouche ;

♦   elle dissout les constituants chimiques de la nourriture afin que le goût soit perceptible, permettant ainsi de prolonger le plaisir de goûter ;

♦ elle humidifie la nourriture et aide à sa compaction sous forme de bol alimentaire ;

♦ elle contient des enzymes qui amorcent la digestion des graisses, ce qui aide le travail de l'estomac ;

♦ elle régule le pH de notre bouche et évite les attaques acides sur nos dents, ce qui augmente la qualité de ces dernières.

Lorsque tu avales tout rond, tu évites de passer par cette phase de prédigestion, ce qui a pour effet de nuire à ta digestion principale. Conséquemment, tu renonces ainsi à plusieurs des bons éléments nutritifs que la nourriture apporte à tout être humain. Ne trouves-tu pas qu'il est malheureux de choisir de bons aliments, les plus naturels possible, et de ne pas en profiter au maximum ?

Un autre avantage d'une bonne mastication, est que celle-ci contribue à faire ressortir les éléments nutritifs de tous les aliments – surtout les plus naturels –, non seulement à l'intérieur de notre corps physique, mais aussi à travers notre partie émotionnelle et mentale. Nous bénéficions ainsi, de façon optimale, de tous ses bienfaits. De plus, le fait de bien mastiquer des deux côtés de la bouche t'aide à goûter

davantage ce que tu manges, avec tes principes féminin et masculin. Quand tu absorbes de la nourriture et
que tu es conscient d'être énergisé dans les trois plans
(physique, émotionnel et mental) et qu'en plus tu
nourris tes aspects féminin et masculin, il y a de fortes chances que tu deviennes plus attentif à ce que tu
choisis d'avaler, contribuant ainsi à écouter davantage les besoins alimentaires de ton corps. Tu réaliseras également que les aliments sont beaucoup plus
savoureux.

Manger lentement et
goûter

Le fait de bien mastiquer collabore aussi à se rassasier plus lentement. Je n'invente rien en affirmant
qu'il est important de bien prendre son temps pour
manger. Par ailleurs, cela ne veut pas forcément dire
de faire de longues pauses entre chaque bouchée. En
ce qui me concerne, la meilleure façon que j'ai découverte pour savoir si je mange avec lenteur ou non,
c'est de vérifier si je goûte vraiment ce que j'ingère.
Les personnes qui, comme moi, sont très rapides en
général, ne peuvent manger à la même vitesse que
celles qui sont plus lentes de nature. J'ai souvent
entendu cette suggestion qui est de déposer le cou-
teau et la fourchette entre chaque bouchée. Ce qui

importe, toutefois, c'est de trouver la façon qui produit les meilleurs résultats pour toi.

Pour ma part, si j'ai pris le temps de mastiquer des deux côtés de la bouche et que j'ai bien goûté, bien utilisé mes papilles gustatives, je sens que mon corps est satisfait. Pourquoi est-ce important de goûter ? Pour savoir à temps quand ton corps est rassasié. De façon générale, il est beaucoup plus difficile pour la plupart de nous de détecter quand on n'a plus faim. As-tu remarqué ce qui se passe quand tu as un gros rhume et le nez bouché ? Il t'est presque impossible de vraiment goûter et savourer ce que tu manges. Tu as donc l'impression de ne pas être satisfait, de continuer à avoir faim, et ce, même si tu viens de sortir de table il y a à peine une demi-heure.

Manger lentement, par ailleurs, ne veut pas nécessairement dire de s'éterniser pendant le repas. Certains parlent sans cesse en mangeant, d'autres répondent au téléphone, se lèvent à tout moment pour vaquer à d'autres occupations, lisent une revue ou un livre tellement absorbant qu'ils en oublient de manger. Si tu te reconnais dans l'un ou l'autre de ces scénarios, tu as sûrement dû remarquer que tu ne goûtes pas vraiment (ou très peu) à tes aliments ! Même si le repas a nécessité une somme considérable de temps, chaque bouchée a pu être avalée de façon très rapide.

Je te rappelle que ne rien goûter en s'alimentant est un indicateur que tu as de la difficulté à goûter aux plaisirs de la vie.

Donner à son corps ce dont il a besoin

Il se peut que tu ne te nourrisses exclusivement que de bons aliments, mais est-ce que tu donnes à ton corps ce dont il a besoin et au moment où il en a besoin ?

Pour le savoir, tu n'as qu'à prendre quelques secondes avant de boire ou de manger, et te demander : *AI-JE VRAIMENT BESOIN DE ÇA MAINTENANT ?* Dans les premiers temps, il est presque certain que tu ne sauras y répondre de façon adéquate. Nous sommes tellement spécialistes à nous faire croire plein de choses, qu'il est très facile de se dire *Oui, oui, j'ai vraiment envie de ce gâteau maintenant.*

Prenons quelques instants pour faire la différence entre un besoin et un désir. Il nous arrive beaucoup plus souvent de désirer quelque chose qui ne répond pas réellement aux besoins de notre corps, que de rechercher ce qui y répond vraiment. Supposons que tu sois chez toi et que tu sais qu'il y a de délicieux petits chocolats dans un tiroir. Rien qu'à penser à ces chocolats, l'eau te vient à la bouche. Il se peut que tu en aies besoin. Pour le savoir, demande-toi la question suivante : *S'il n'y en avait pas dans le tiroir, est-ce que j'aurais pensé au chocolat ?* Si tu réponds spontanément *OUI*, et que tu serais même prêt à t'en procurer à n'importe quel endroit, il est fort probable que tu en aies réellement besoin.

Un autre moyen de reconnaître si cette envie répond à un besoin est d'attendre au moins une demi-heure et si, au bout de cette période, tu oublies ce goût, ce n'était qu'une passade. Mais si cette pensée persiste, c'est signe que tu en as besoin.

Cependant, ce besoin est-il physique ou psychologique ? Pour le savoir, vérifie au préalable si tu as vraiment faim. **Car l'envie de manger et le fait d'avoir faim sont deux choses différentes.** Si tu viens de sortir de table il y a à peine une heure, tu n'as pas vraiment faim. C'est seulement le goût du chocolat qui est présent et il est fort probable que cette « gourmandise » vienne remplir un besoin psychologique, tel qu'un besoin de présence, de récompense, d'être rassuré, d'être reconnu, ou autre. Si tel est le cas, tu manges le chocolat, même si ton corps physique n'en a pas vraiment besoin. À tout le moins, tu peux être reconnaissant d'être devenu conscient de ton besoin psychologique du moment. Tu te rendras compte que lorsque tu ingères un aliment ou un liquide, en étant conscient que c'est fort probablement autre chose dont tu as vraiment besoin, il te sera plus facile et rapide d'arrêter d'en absorber. Peu à peu, tu trouveras un autre moyen pour remplir ce besoin.

Lorsque tu sens la faim, ton corps attire ton attention, à sa façon, grâce à différents bruits ou sensations. En devenant plus alerte, tu sauras rapidement quels sont tes signaux personnels pour détecter une vraie faim. Ces signaux varient d'une personne à l'autre. Pour bien les reconnaître, tu n'as pas à t'inquiéter ; ton corps est tellement parfait qu'il sait exactement quand il a faim et ce dont il a besoin. Si tu crois avoir faim ou si tu penses que tu as faim, c'est un signe que tu n'es pas vraiment affamé. C'est un peu comme si tu demandes à quelqu'un s'il a mal au dos et qu'il te répond *Je pense que j'ai mal*. Suite à ce genre de réponse, tu peux logiquement en déduire qu'il n'a pas vraiment mal.

Fais-tu confiance à ton corps quand vient le temps de t'avertir à quel moment celui-ci a besoin d'éliminer ? As-tu besoin de lui rappeler quand transpirer ? Comment guérir et cicatriser une plaie ? Il en est ainsi pour toutes les fonctions du corps. En effet, celui-ci est la machine la plus sophistiquée au monde, et surtout doté de sa propre intelligence. Tu n'as donc pas besoin de décider pour ton corps du moment où il a faim.

Quand tu es sûr d'avoir faim et pour t'assurer de lui fournir ce dont il a besoin, les questions suivantes s'avèrent très utiles :

➤ *Que me disent mes papilles gustatives ?*

➤ *Quelque chose de chaud ? De froid ?*

➤ *De dur ? De mou ?*

➤ *Quelque chose de sucré ? De non sucré ?*

Avec un peu de pratique, tu seras agréablement surpris de constater à quelle vitesse ces questions peuvent être posées et la rapidité à en obtenir les réponses. Tu peux, par exemple, recevoir comme message : quelque chose de chaud, de mou et non sucré. Il sera, par conséquent, plus facile de faire un choix éclairé pour répondre à ton besoin : un potage ? des pâtes ? du rìz ? des légumes cuits ?... La décision t'appartient.

J'attire ton attention sur le fait qu'il est faux de croire que lorsque tu as faim, tu peux manger n'importe quoi. Plusieurs parents ont répété cela à leurs enfants quand ils disaient avoir faim, mais ne pas vouloir manger ce que la maman avait préparé. Avoir faim signifie que ton corps réclame un ou plusieurs des éléments nutritifs indispensables à son bon fonctionnement. Si tu lui donnes un élément dont il n'a pas besoin, ton corps va continuer à être en demande.

S'il t'est difficile dans les premiers temps de faire l'exercice expliqué plus haut, tu n'as qu'à faire de ton mieux. Je t'assure qu'après quelques jours de pratique, cela deviendra de plus en plus facile d'entendre et de comprendre ce que réclame ton corps. Il est normal que tu puisses avoir de la difficulté, si tu n'as jamais pris le temps de vérifier avec ton corps ce qu'il te demande quand celui-ci te signale sa faim.

Tout nouvel apprentissage exige du temps et une certaine pratique. Connais-tu beaucoup de personnes qui ont su instantanément comment conduire une bicyclette, une auto, comment danser, cuisiner… sans s'être exercé plusieurs fois auparavant ? Il est donc très important que tu sois persévérant et tolérant envers toi-même. Tu t'éviteras ainsi beaucoup de stress. En outre, il en va de ton bien-être personnel.

Avoir faim mais ne pas savoir quoi manger

Pour les fois où tu n'arrives aucunement à déterminer ton choix de nourriture, même en étant persuadé que tu as vraiment faim, deviens conscient qu'il en est ainsi dans ta vie. Tu sais que tu as besoin de plus pour être heureux dans certains domaines, mais tu n'arrives pas à savoir immédiatement ce que tu veux réellement. Ce genre de situation est vécu plus souvent par les gens qui ont de la difficulté à avoir et à se fixer des objectifs précis, des buts excitants, enthousiasmants.

Si cela t'arrive, pose-toi la question suivante : *Si toutes les circonstances étaient parfaites, si j'avais tout le temps, l'énergie, les connaissances et même l'argent nécessaires, et qu'en plus, ce que je désire et décide ne dérangeait personne, qu'est-ce que je voudrais MAINTENANT ?* Laisse venir la première réponse qui monte. Cela ne veut pas nécessairement dire que ce désir doive se manifester tout de suite. Mais au moins, tu deviens conscient de quelque chose qui t'allume, qui t'enthousiasme. Tu n'as qu'à commencer à mettre en mouvement des actions, lesquelles vont éventuellement t'amener au but que tu t'es fixé.

Un autre moyen pour devenir conscient de ce qui pourrait répondre à un besoin est de se remémorer ce à quoi nous rêvions durant notre enfance et adolescence. Autrement dit, ce que nous croyions qui nous aurait vraiment fait plaisir plus tard. Ces désirs non manifestés ont de fortes chances de faire partie explicitement des besoins de ton être. Lorsque tu seras plus en contact avec tes réels besoins, le choix d'aliments pour répondre aux besoins de ton corps physique sera plus facile à faire.

Chapitre quatre

Te connaître par l'alimentation

En tenant compte de ce qui a été mentionné précédemment, tu deviens conscient de ton degré d'amour envers toi-même en observant si tu procures à ton corps physique uniquement ce dont il a besoin, et au moment où il en a besoin.

Utiliser ton alimentation pour écouter ton corps est un moyen rapide et efficace pour devenir conscient si tu écoutes les besoins de ton Être ou non. Il y a donc une différence entre écouter son corps et écouter ses besoins.

Écouter tes besoins c'est passer à l'action, c'est donner à tes trois corps ce dont il a besoin en te basant sur ce que tu as découvert en écoutant ton corps.

Le corps physique, étant le reflet tangible de nos deux corps subtils – émotionnel et mental – s'avère l'outil par excellence dont l'humain dispose, afin de découvrir ce qu'il refuse de voir ou ce qui lui est difficile de découvrir aux plans émotionnel et mental.

Par exemple, une personne qui est en colère et qui se fait croire que tout va bien peut réussir à se contrôler parfaitement. En effet, si elle sait s'observer dans sa façon de manger, elle pourra également se rendre compte qu'elle mange avec colère, grâce à la façon qu'elle dévore ou mord dans ses aliments.

Quelqu'un d'autre peut penser qu'il ne se sent coupable de rien aujourd'hui, alors qu'inconsciemment il boit ou mange un aliment en lien avec sa culpabilité. En effet, quand tu te sens coupable d'avoir ingéré un aliment quelconque, tu dois utiliser cette situation pour t'aider à devenir conscient que la vraie culpabilité s'avère bien au-delà de la nourriture. En prenant le temps d'observer ce qui s'est passé dans les heures précédentes, tu découvriras ainsi que tu te sens coupable d'autre chose. Conséquemment, tu pourras travailler sur la source du problème et non seulement au niveau de l'alimentation.

Si tu doutes du bien-fondé de cette théorie et du fait que les trois corps soient un reflet de l'un par rapport aux deux autres, il te sera plus difficile d'utiliser les moyens suggérés dans ce livre. En général, un essai de trois mois s'avère suffisant pour découvrir si une méthode nous convient ou non. Alors, si tu fais partie de ceux qui doutent, pourquoi ne pas te donner la chance d'en faire l'expérience ? Qui sait ? Tu pourrais obtenir d'excellents résultats ! Si mes méthodes ne te conviennent pas, cela n'aura requis, somme toute, que trois mois de ton temps pour le vérifier.

Registre journalier

Ce que je te propose de faire, au cours des trois mois qui suivent, est de t'allouer de cinq à quinze minutes à la fin de chaque journée pour remplir un registre journalier de nourriture. Tu trouveras un modèle de ce registre à la fin de ce livre. À des fins pratiques, ce même modèle a été placé sur le site web www.lisebourbeau.com pour que tu puisses l'imprimer.

En guise d'apprentissage, ce registre t'aidera à effectuer une rétrospective de chaque jour. Tu commences à partir du moment où tu notes, en reculant jusqu'à ton lever. Ici, il ne s'agit pas de dresser une liste de tous les détails d'un plat, par exemple tous les composants d'une salade ou de compter les calories, mais bien de découvrir, dans l'ensemble, si tu procures à ton corps ce dont il a besoin et ce qui te motive à manger ou à boire.

Pour t'aider, voici un exemple, soit celui de Rita, une femme mariée, qui vit seule avec deux jeunes enfants et qui travaille à temps plein dans un bureau.

Heure	Aliments solides et liquides
21h	2 biscuits Un verre de lait
18 h 30	Un bol de soupe Une tranche de pain Poulet et sauce 3 pommes de terre Une 2è tranche de pain 2 boules de glace Thé
17 h 30	2 bières Cacahuètes – petite poignée
Vers 15 h	2 cafés
12 h 30	Un hamburger Frites (grande portion) Une boisson gazeuse Un croissant aux pommes Café
11 h	Café 2 biscuits sucrés
10 h	Café
7 h 30	2 rôties avec confiture 2 cafés

Par la suite, tu notes le nombre de verres d'eau que tu as bus dans la journée. Souviens-toi que le corps a besoin de deux litres, donc l'équivalent de huit verres moyens de 250 ml (8 oz) par jour. À titre indicatif, un verre régulier est d'environ 375 ml (12 oz).

Une fois ces deux premières colonnes complétées, tu avances à la colonne suivante afin de vérifier si tu avais faim ou non et ce qui t'a motivé à manger ou à boire.

Au cours de cet exercice, il peut se présenter plusieurs situations :

► Tu as faim et tu manges seulement ce dont tu as vraiment envie

► Tu as faim et tu manges n'importe quoi, sans vérifier ce dont tu as besoin

► Tu as faim et tu manges trop

► Tu n'as pas réellement faim et tu manges pour une autre raison – voir ci-après.

Première étape, tu fais un crochet à l'endroit « Faim » ou « Pas faim ». Même chose pour la troisième colonne intitulée « Mange selon besoin ». Je te rappelle que **pour savoir si tu as écouté ton besoin, il est important de t'être demandé au préalable si tu avais faim pour du chaud ou du froid, du dur ou du mou, ou du sucré ou non sucré**. Était-ce clairement ce que tu voulais à ce moment-là ? Par exemple, si dans la journée, tu commences à sentir la faim et que l'idée de manger un délicieux potage te fait saliver, il est certain que c'est ce que ton corps a besoin. Par contre, si au moment de manger tu sembles encore indécis, c'est là que tu dois te poser les questions suggérées plus tôt.

Je te rappelle également que lorsque tu te demandes si tu as faim et que tu l'ignores ou que la réponse tarde à se manifester, voilà une indication passablement évidente que tu n'as pas faim. C'est comme si tu t'interrogeais à savoir : *Est-ce que je veux me marier avec X ?* et que la réponse tardait à venir... Face à cette hésitation, tu aurais certainement avantage à valider tes sentiments avant toute chose et te demander si tu es réllement prêt à te marier.

Les six autres motivations
pour s'alimenter

Ces différentes motivations sont : par principe, par habitude, par émotion, par gourmandise, pour te récompenser ou par paresse. Au total, il y a sept motivations différentes (en incluant la faim) pour lesquelles on mange.

Tu es motivé par ***principe*** lorsque tu manges ou bois, influencé par ta notion de bien/mal ou de peur. Dans cette catégorie, on retrouve les situations suivantes :

◆ Peur de gaspiller. Manger ou boire une substance quelconque (liquide ou solide), avant que celle-ci ne se perde ou que la date ne soit périmée. Compléter son assiette plutôt que d'en jeter le surplus. Terminer même l'assiette des autres. Manger au complet ce qui est offert en table d'hôte, par exemple le pain, l'entrée et le dessert, parce que ceux-ci sont inclus dans le repas. Choisir l'aliment le moins cher, soit au restaurant ou au marché, même si ce n'est pas celui qu'on désire. Se priver parce que le prix est trop élevé, alors qu'on sait qu'on pourrait se le permettre financièrement

♦   Peur de déplaire. Incapable de dire non à quelqu'un qui nous offre à manger ou à boire, alors que ce n'est pas notre intention première

♦   Peur d'exprimer qu'on n'aime pas un certain aliment après y avoir goûté

♦   Peur du jugement. Faire comme les autres, par crainte de ce qu'ils vont penser ou dire de soi

♦   Peur des conséquences. Manger par obligation, sans plaisir, seulement pour nourrir son corps.

Tu es motivé par *habitude* lorsque :

♦   Tu manges souvent ou toujours la même chose. Par exemple : 2 rôties au beurre d'arachides au petit déjeuner, ou 2 croissants trempés dans le café

♦   Tu manges souvent ou toujours à la même heure

◆ Tu agis de la façon apprise depuis l'enfance, comme manger trois repas par jour, ne jamais sauter le petit déjeuner, etc.

◆ Tu hésites ou refuses d'essayer un nouvel aliment, parce que tu n'y as jamais goûté.

Tu es motivé par ***émotion*** lorsque :

◆ Tu sais que tu n'as pas vraiment faim mais quelque chose à l'intérieur te pousse à manger ou à boire quand même

◆ Tu te demandes *Qu'est-ce que je pourrais bien manger ?* en ignorant quel aliment choisir et en sachant que ce n'est pas par principe ou par habitude

◆ Tu vis de la colère, de la frustration, de la peine, de la solitude et que tu manges ou bois à défaut de pouvoir te défouler dans ou sur quelque chose.

Tu es motivé par ***gourmandise*** quand tu es influencé par un ou plusieurs de tes cinq sens :

◆ Tu manges ou bois parce que ça sent bon

◆ Tu ne peux t'arrêter parce que c'est tellement bon

♦ Tu es attiré par un certain aliment après l'avoir vu, alors que quelques minutes auparavant, tu n'y avais pas pensé

♦ Tu ne peux t'empêcher de piger dans les plats qui s'offrent à tes yeux

♦ Tu veux manger la même chose que l'autre personne à côté de toi

♦ Tu es attiré par un aliment après l'avoir touché ou senti – tu aimes sa texture ou son odeur – comme le pop-corn au cinéma

♦ Quand tu te laisses influencer par ce que tu entends, par exemple la description élogieuse d'un aliment, par un serveur au restaurant.

Tu es motivé par le besoin de *récompense* lorsque:

♦ Tu viens de terminer une tâche dont tu es fier et, ce faisant, tu es porté à manger ou boire quelque chose, sachant fort bien que ce n'est pas nécessaire à ce moment-là

♦ Tu as dépassé tes limites, tu as travaillé sans relâche, sans prendre un temps de répit, et crois que manger va te détendre

♦ Tu te sens frustré parce que personne ne te complimente et, qu'en l'occurrence, tu manges n'importe quoi. (Cette situation peut également se retrouver dans la colonne des émotions).

Tu es motivé par la ***paresse*** lorsque:

♦ Tu acceptes ce que l'autre décide de cuisiner plutôt que d'avoir à le préparer toi-même

♦ Tu te retrouves seul et que tu choisis un mets qui ne demande aucune préparation

♦ Tu choisis de ne pas manger, plutôt que d'avoir à t'en faire

♦ Tu t'achètes un plat préparé à l'avance ou surgelé, à la sortie du travail, en vue du repas subséquent.

Je te rappelle que tu peux boire une boisson pour plusieurs des raisons contenues dans les six motivations précédentes, même s'il n'y est indiqué que le mot « manger ». Au moment où tu te demandes *Qu'est-ce que je pourrais bien boire ?* il est important de garder en mémoire que c'est de l'eau dont ton corps a besoin. Ainsi, chaque fois que tu bois autre chose, tu dois le noter dans une des six dernières colonnes.

Parallèlement, il est possible que tu aies à cocher plus d'une des six dernières colonnes pour un même aliment, par exemple, manger des bonbons par émotion et par récompense.

Lien entre les événements du quotidien et la motivation

Dans la colonne LIEN, tu peux prendre le temps de noter si quelque chose de particulier s'est déroulé, les heures ou les minutes précédant le moment où tu as bu ou mangé, sans réellement en avoir besoin.

Revenons au tableau ci-haut mentionné, d'une journée courante de Rita. On peut présumer que celle-ci réalisera que plusieurs cafés ingurgités coïncident avec le stress vécu à son travail, et qu'en plus, elle n'avait pas envie de s'y rendre ce jour-là. Le midi, elle a dû s'occuper d'une urgence pour sa mère et, faute de temps, elle s'est retrouvée au McDonald's. Par la suite, la bière prise en compagnie d'une amie à la fin de son travail l'a aidée à se détendre et à se récompenser, car elle appréhendait le retour au foyer en raison du stress familial. Les biscuits du soir se veulent un réconfort qu'elle utilise souvent, lui rappelant une douceur de son enfance. En effet, sa maman lui offrait toujours en collation du lait, accompagné de biscuits, avant d'aller au lit. Par ailleurs, ses deux rôties du matin font partie de son traditionnel petit déjeuner depuis plusieurs années. Son repas du soir, quant à lui, peut avoir été dégusté par faim véritable. Par contre, il se peut que le dessert soit une habitude –

si elle en mange à la fin de chaque repas – ou par gourmandise ou récompense.

Après avoir rempli ton registre de nourriture à tous les jours, de préférence à la fin de la journée – ou à chaque repas si cela te convient mieux – et non plusieurs jours plus tard, (car tu risques d'oublier des données importantes), tu trouveras intéressant de faire la compilation à la fin de la semaine. Tu additionnes toutes les colonnes pour vérifier ce qui a été le plus marquant pour toi cette semaine-là. Tu vérifies, en plus, combien de fois tu as mangé par *Faim*. Tu auras ainsi l'occasion de découvrir à quel degré ou à quel pourcentage tu écoutes tes vrais besoins, et ce, selon le moment concerné.

Interprétation des cinq motivations

Maintenant, voici comment interpréter ce résultat.

MANGER PAR PRINCIPE OU HABITUDE signifie que tu te laisses, en général, **trop contrôler ou manipuler par tes croyances**. Ces dernières proviennent principalement de l'éducation et de ce que tu as appris dans ton enfance et adolescence. C'est donc le passé qui dirige ta vie. Il y a plusieurs peurs qui t'empêchent d'écouter ton intuition, tes besoins véritables. En conséquence, tu dois sûrement passer à côté de multiples occasions intéressantes. De plus, il est fort probable que tu fasses partie de ceux qui résistent aux nouvelles idées ou suggestions provenant des autres.

Bref, la personne qui ne prend pas le temps de se demander si elle a faim et qui mange par principe ou par habitude, est celle qui se laisse diriger par la notion de bien/mal, supposé/pas supposé, correct ou non. C'est donc son ego qui contrôle son estomac. Ce genre de personne a aussi de la difficulté à se faire plaisir ou à goûter aux plaisirs de la vie, croyant qu'il est mal de le faire tant que les tâches ne sont pas terminées. Elle peut également croire que le plaisir des autres doit passer avant le sien. C'est souvent le genre de personne à acheter le prix d'un item au lieu de celui qu'elle veut vraiment dans un magasin.

MANGER PAR ÉMOTION signifie que tu vis beaucoup plus d'émotions – consciemment ou non – que tu ne veuilles bien l'admettre. Tu es du genre à essayer de te couper de ton « senti ». Il se peut que tu vives de la colère, de la frustration, de la déception, de la peine ou de la solitude, etc., mais tu essaies le plus possible d'éviter d'aller trop en profondeur et de sentir la douleur associée à ces émotions. C'est un moyen que plusieurs personnes utilisent, croyant ainsi moins souffrir. Il est important de se souvenir que lorsque tu vis des émotions, cela implique que tu as beaucoup d'attentes. **Tu anticipes à ce que les autres te démontrent leur amour ou leur affection, et ce, de la façon qui te convient.** Comme personne n'est responsable du bonheur des autres, toutes les fois où tes attentes ne sont pas comblées, tu tentes de remplir ce vide intérieur par de la nourriture. À priori, nous vivons souvent des émotions lorsque nous confondons AIMER et PLAIRE.

MANGER PAR GOURMANDISE signifie que tes sens sont insatisfaits psychologiquement et que généralement, tu te laisses influencer par eux dans ta vie. C'est-à-dire par ce que tu vois, entends et ce que tu ressens chez les autres. En majorité, cela est causé par le fait que tu te sentes responsable du bonheur des autres. Tu dois te sentir souvent obligé de faire quelque chose pour les gens en difficulté. Sache que les personnes qui se croient responsables du bonheur ou du malheur des autres ressentent souvent de la culpabilité, et cette dernière se reflète dans leur façon de s'alimenter, au même degré qu'ils se sentent coupables face aux autres. De plus, il est fort probable que tu aies de la difficulté à laisser ceux que tu aimes décider de leurs choix, surtout ceux avec lesquels tu n'es pas d'accord. **Ton bonheur dépend du bonheur des autres et cela crée un état de manque que tu tentes de combler avec de la nourriture, au lieu**

d'apprendre à remplir ton cœur en répondant à tes vrais besoins.

MANGER POUR TE RÉCOMPENSER signifie que tu es le genre de personne à t'en demander beaucoup, souvent au-delà de tes limites. **Tu es possiblement de nature perfectionniste et tu attends de faire ou réaliser quelque chose d'extraordinaire avant de te récompenser.** Vraisemblablement, tu t'attends souvent à ce que les autres te reconnaissent, te félicitent ou te fassent des compliments. Comme il n'y a personne sur cette terre qui possède le mandat d'assurer le bonheur des autres, la plupart d'entre nous vivent de la déception, voire même de l'amertume, suite à nos attentes non comblées.

Il se peut, en plus, que tu sois du genre à ne pas reconnaître les récompenses que tu te permets, portant plutôt trop d'attention à tout ce que tu as à faire.

MANGER PAR PARESSE signifie que tu es probablement plus dépendant des autres que tu ne le crois. Lorsque tu es en présence de ceux que tu aimes, tu dois être une personne différente, comparé aux moments où tu es seul. Tu dois agir en conséquence de leurs choix. Cela signifie que tu ne te crois pas assez important. La présence des autres t'apporte ce faux sentiment d'importance. **Tu ne crois pas assez en ta valeur personnelle pour prendre le temps**

d'écouter tes besoins. Il se peut aussi que lorsqu'une autre personne te mijote quelque chose de bon à manger, tu aies l'impression de recevoir une certaine forme d'amour de ta mère, ce qui te rappelle ce bonheur ou cette lacune.

Quand tu découvres que tu n'as pas beaucoup écouté tes besoins en remplissant ce registre, sois alerte à ne pas te culpabiliser. L'objectif principal de cet exercice est de te connaître et non d'ajouter un autre stress dans ta vie. Dans les deux derniers chapitres, tu apprendras l'attitude à développer pour vivre cette expérience dans l'acceptation.

Compulsion

Je n'ai pas, de façon spécifique, mentionné d'endroit sur ce registre de nourriture, pour noter si parfois tu manges ou bois par COMPULSION. Afin de mieux t'éclairer, ce terme est utilisé lorsqu'une personne commence à manger des aliments solides ou liquides, jusqu'à ne plus savoir ou pouvoir s'arrêter. Elle commence d'abord parce qu'elle a faim ou pour une toute autre raison, comme par émotion, et tout à coup, elle ne peut ou ne sait plus s'arrêter. Par exemple, s'attaquer au contenant de glace au complet, ou au sac de croustilles, ou à la boîte de chocolat. Une autre personne, pour sa part, peut avoir envie de manger du spaghetti, en prendre une portion qui, normalement serait suffisante, mais sans s'en rendre compte, elle en reprend encore et encore. Elle a commencé à se rassasier par la faim, laquelle est devenue par la suite de la compulsion. Cette attitude est très fréquente au moment du dessert où, pour la plupart du temps, la personne n'a plus faim mais continue tout de même d'engloutir plusieurs portions de dessert.

Cette situation est une indication d'un très grand manque d'estime et d'amour de soi. Si tu te vois parfois dans ce genre de situation, il est important de te demander ce que tu as vécu dans les dernières heures pour te mépriser de cette manière, aussitôt que tu en es conscient. C'est comme si ton cœur est à ce point vide d'amour pour toi-même, que tu essaies de le remplir avec des aliments et que tu réalises que même si tu remplis ton estomac à satiété, ton cœur lui se sent toujours aussi vide. Pourtant, il a seulement besoin que tu te fasses quelques compliments bien sentis et que tu reconnaisses tout ce qui est beau et bien à l'intérieur comme à l'extérieur de toi.

Les personnes qui sont le plus portées à ce genre de compulsion sont celles qui se rejettent de façon systématique, qui sont beaucoup trop exigeantes envers elles-mêmes. Rien n'est jamais assez parfait à leur goût. De plus, leur niveau d'amour de soi est si bas qu'elles sont convaincues que personne au monde ne peut les aimer pour ce qu'elles sont. Elles s'avèrent donc d'éternelles insatisfaites, quoique les autres disent ou fassent pour elles.

Lorsque tu te rends compte que tu as agi par compulsion au moment où tu remplis ton registre de nourriture, il est important de le noter dans la colonne LIEN.

Rétrospective

Cette colonne, où tu notes tous les liens que tu es en mesure de faire entre les incidents de la journée et ta façon de t'alimenter est très importante. Elle te permet en effet de faire une rétrospective beaucoup plus en profondeur. Ça ne veut pas dire que tu doives tout régler au fur et à mesure. Par contre, le fait d'en être rapidement conscient te permet d'effectuer des rectifications dans ta vie, lesquelles apparaissent bien souvent à ton insu.

Quand tu te rends compte que la majorité des aliments ou boissons absorbés dans la journée n'étaient pas par faim véritable, tu sais alors que tu n'étais pas maître de toi, que tu n'écoutais pas tes besoins et que tu ne t'aimais pas assez. Ce constat indique que tu as dû essayer de te contrôler ou de contrôler quelqu'un d'autre au cours de la journée et que, parallèlement, tu as perdu le contrôle dans l'alimentation. Si tu te réfères au premier chapitre de ce livre, tu seras en mesure de faire un lien avec l'une de tes blessures qui a été activée, laquelle t'a fait réagir. L'étape automatique qui suit cette réaction est de tomber dans le contrôle, ce qui nous empêche d'être maîtres de soi.

Revenons à nouveau à l'exemple de Rita mentionné plus haut. Quand elle note qu'elle a bu plusieurs cafés dans sa journée et qu'elle remarque le fait qu'elle n'avait pas vraiment envie de travailler ce jour-là, cela peut l'aider à devenir consciente que son travail ne la stimule plus beaucoup, qu'il lui manque des défis, du fait qu'elle a tout appris de ce travail. Même si elle ne prend pas de décision le soir où elle note son registre, elle est déjà en train de rechercher une solution. Doit-elle se trouver un autre emploi ? Doit-elle rencontrer son patron pour lui partager cette impression et son manque de motivation, afin qu'ensemble ils vérifient si une autre tâche la motiverait davantage ? A-t-elle besoin de se trouver un stimulant extérieur, par exemple un hobby ou un sport excitant ?

Aussi, il est possible qu'elle devienne consciente que c'est sa blessure d'injustice qui l'a empêchée, jusqu'à maintenant, d'être consciente de cette insatisfaction vécue à son travail, par peur de prendre une mauvaise décision. Ou sa blessure d'abandon qui lui laisse croire que son mari sera très déçu si elle quitte ce travail alors que celle-ci reçoit un bon salaire. C'est donc sa peur de déplaire à son mari qui, ici, en serait la cause.

Comme tu peux voir, le fait de tout noter au fur et à mesure aide beaucoup à voir les choses telles qu'elles sont, et à les remettre en perspective. Peu à peu, à l'aide de plusieurs indices repérés jour après jour, il devient beaucoup plus facile de reconnaître nos vrais besoins et de les écouter davantage.

Je te rappelle l'importance de remplir ce registre journalier à la fin de chaque jour et de faire le bilan au bout d'une semaine. C'est le moyen par excellence d'utiliser cet outil. Voilà pourquoi il est préférable d'écrire une semaine complète sur une feuille recto verso. C'est ce bilan qui va t'aider à te connaître vraiment. Chaque jour, en remplissant le registre, il est certain que tu deviendras conscient de plusieurs aspects de toi, qu'il aurait été difficile de déceler si ce n'était de l'aide de ce registre.

À la fin d'une semaine, tu seras plus conscient de ce qui influence davantage ta vie dans le moment, en voyant ce qui t'incite le plus à manger lorsque tu n'écoutes pas tes besoins. Rappelle-toi, surtout au début, de vérifier quelles blessures ont été le plus activées, et ce, avec les exemples de contrôle suggérés au premier chapitre de ce livre.

Tu verras que parfois tu te contrôles toi-même, parfois tu veux contrôler les autres et d'autres fois, tu laisses les autres te contrôler. Ces trois façons de contrôler indiquent que tu n'es pas dans ta puissance innée de créer ta vie. Tu essaies, à la place, d'avoir le pouvoir sur les autres ou tu laisses les autres s'emparer du tien.

Peu à peu, en faisant de plus en plus de liens avec ta façon de t'alimenter et le contrôle qui est derrière, tu sauras plus facilement ce qui s'y cache, toutes les fois où tu manges par principe, par habitude, par émotion, par gourmandise, pour te récompenser ou par paresse.

Quand tu t'aperçois au cours d'une semaine que tu as mangé beaucoup plus souvent par faim, tu seras heureux de constater que tu as mieux écouté ton corps. Tu deviens alors conscient que tes blessures ont été moins actives, que tu as été davantage toi-même, une indication que tu t'aimes et t'acceptes plus.

Les deux ou trois premières semaines seront les plus laborieuses, surtout si tu as de la difficulté à te discipliner. Cependant, le fait que tu sois en train de lire ce livre est une indication que tu es prêt à vivre de nouvelles expériences. Trouve un moyen de te motiver afin de remplir ce registre à chaque soir. Ça pourrait être la joie d'être davantage le maître de ta vie. Ou bien, retrouver ta santé ou ton poids idéal. Ça peut aussi être une récompense au bout de la semaine, après avoir complété ton registre. Par exemple, boire ou manger quelque chose, ou t'acheter quelque chose dont tu n'as pas besoin, ou faire une sortie, et ce, seulement pour ton plaisir. Peu importe la récompense, sache que tu la mérites et prends le temps de bien la savourer. Je te précise que tout ce que tu bois ou manges SANS CULPABILITÉ, AVEC AMOUR, ne peut te faire aucun tort. En fait, c'est tout le contraire qui pourrait se produire…

De plus, ce serait une bonne idée d'installer un écriteau ou un autre objet qui te fasse penser à remplir ce registre. Après deux ou trois semaines, ça deviendra une habitude et ce sera beaucoup plus facile. Et surtout, tu seras tellement emballé par ce que tu découvriras de toi que tu auras de plus en plus le goût de poursuivre l'expérience.

Cette habitude doit donc être soutenue pendant un minimum de trois mois, pour disposer d'une idée nette et précise de ce qui se passe au plus profond de toi. Par la suite, tu peux arrêter quelques mois, mais ce serait toutefois une excellente idée que de recommencer un peu plus tard. Par exemple, trois mois de registre et trois mois d'arrêt, ensuite trois mois de registre et trois mois d'arrêt et ainsi de suite. Cela te permettra de vérifier si tu es capable de continuer à te poser les bonnes questions, à savoir si tu as VRAIMENT FAIM et de quoi ton corps a besoin, sans avoir à te le rappeler chaque soir en remplissant un registre.

Une dernière suggestion pour terminer ce chapitre qui peut aider les fumeurs à se connaître davantage est de noter en plus sur leur registre ce qui les motive à fumer. Une personne m'a partagé avoir découvert d'autres aspects sur elle en faisant cet exercice.

Le fait de tout écrire ainsi à la fin de chaque jour aide énormément à apprendre à s'accepter. Le secret est de tout écrire sans aucun jugement, en se rappelant que nous voulons seulement nous connaître davantage.

Chapitre cinq

L'alimentation et le poids

Selon toi, est-ce possible que ce soit autre chose que l'alimentation qui s'avère la cause d'un surplus de poids ? Et bien oui, c'est possible. L'objectif de ce chapitre vise à t'aider à réaliser combien l'attitude intérieure d'une personne affecte son choix, dans les aliments déterminants à faire grossir ou non.

Tu as certainement constaté parmi les gens qui t'entourent que plusieurs d'entre eux mangent ce qu'ils désirent et quand ils le désirent, tout en conservant, malgré tout, le même poids année après année. Tu en as peut-être observé d'autres qui, aussitôt qu'ils commettent un petit excès alimentaire, se mettent à grossir. Quelques personnes pourraient dire : *Oui, mais c'est causé par leurs gênes.* Je répondrais alors : *Se peut-il que les gènes choisis avant la naissance aient un lien avec le plan de vie de ces gens ?*

J'ai pu observer ce fait chez des milliers de personnes depuis l'année 1981, année où je suis devenue consciente du lien entre l'attitude intérieure et le poids. Au moment de l'écriture de ce livre, je vérifie déjà depuis vingt-huit ans la véracité de ma synthèse et je ne me lasse jamais d'observer et de découvrir de nouvelles données. Je suis heureuse de constater que depuis plusieurs années, nous entendons de plus en plus parler de ce lien entre l'attitude et le poids, et ce, de la part de médecins, de nutritionnistes, de psychologues, etc.

Mon propos n'est pas de laisser entendre que l'alimentation n'est pour rien dans le problème d'embonpoint. Il est vrai que lorsque nous ne sommes pas nous-mêmes, nous n'écoutons pas les besoins de notre corps et nous sommes portés à lui donner des aliments dont il n'a pas besoin et qu'il doit alors « stocker ». Ce chapitre a surtout pour objectif de devenir conscient de l'importance de l'influence de l'attitude intérieure sur les problèmes de poids.

Alors, quelle est l'attitude qui détient autant d'influence sur le poids d'une personne ? Pour commencer, il est impératif d'accepter le fait que nous possédons tous un poids biologique naturel qui nous convient. Ce sont les compagnies d'assurances qui, les premières, ont établi le barème de poids idéal sur lequel se baser, pour savoir si une personne est considérée obèse ou non. Ce barème est maintenant utilisé par tous ceux qui s'intéressent au poids. J'abonde également dans ce sens, à savoir qu'il y a un grand nombre de gens qui se retrouvent bien au-delà de leur poids naturel et que ce barème aide, de façon réaliste, à se baser sur un critère général. Pour les intéressés, vous pouvez trouver sur Internet comment calculer votre indice de masse corporelle (IMC) qui vous aide à découvrir si vous faites partie des personnes souffrant d'embonpoint ou d'obésité.

Je suis convaincue que si tous les enfants apprenaient dès leur enfance combien l'attitude intérieure est importante, il y aurait très peu d'obésité sur cette planète. Bien sûr, il y aurait des gens plus minces que d'autres, mais le poids naturel de chaque personne serait beaucoup plus facile à maintenir, si chacun d'entre eux adoptait le plus tôt possible une attitude intérieure saine.

J'ai le plaisir de constater et d'attester de cette preuve avec mes enfants et petits-enfants. En effet, au moment où j'ai pris conscience du lien entre l'attitude et le poids, mes enfants étaient alors âgés respectivement de 13 ans, 15 ans et 19 ans. Aujourd'hui, vingt-huit ans plus tard, mes trois enfants n'ont jamais dévié de leur poids naturel. Bien sûr, leur corps s'est transformé avec les années, mais ce phénomène s'avère naturel, et ce, au fur et à mesure que notre attitude change. Je constate aussi que mes petits-enfants qui sont, comme la plupart, des enfants de « l'ère nouvelle », écoutent naturellement leur corps et qu'il est impossible de leur faire avaler quelque chose quand ils n'en veulent pas ou n'ont pas faim.

Cette attitude intérieure est affectée et influencée par les blessures avec lesquelles nous sommes nés. Puisque nous avons au moins quatre des cinq blessures mentionnées au premier chapitre, j'ai remarqué que la plupart des gens sont davantage influencés par une blessure plutôt qu'une autre dans leur façon de s'alimenter. Tout dépend de ce qu'ils ont vécu dans leur façon de recevoir la nourriture affective de leur mère, et ce qu'ils ont retenu de cette dernière dans leur enfance au sujet de l'alimentation.

Dans l'ordre des choses, c'est la mère qui nourrit son enfant. Elle détient donc une énorme influence sur le choix de son enfant, à savoir si ce dernier aimera ou non ce geste maternel. En réalité, elle va le nourrir selon ce qui se dégage de lui, selon les blessures sur lesquelles cette âme a besoin de travailler, et ce, inconsciemment. C'est ce qui explique pourquoi une maman nourrit ses enfants d'une façon distincte, qui est propre à chacun d'eux. Les mamans qui en ont plusieurs affirmeront qu'elles agissent d'une façon différente avec chacun d'entre eux, parce qu'avec le temps, elles changent d'habitudes d'un à l'autre. Mais la plupart d'entre elles ne sont pas conscientes que c'est plutôt ce qu'elles ont à apprendre – la maman en rapport avec cet enfant et celui-ci en rapport avec sa mère – qui influence fortement leur façon de nourrir chacun d'eux.

L'enfant qui doit travailler sur sa blessure d'humiliation, par exemple, s'attirera une maman qui aura à travailler également cette même blessure, afin que tous les deux puissent faire leur processus de guérison. Cette loi immuable, du fait que tout ce que nous attirons provient de l'intérieur de nous, existe partout dans le monde. Personne ne peut la contourner, et il en est de même pour toutes les blessures. **Nous attirons les personnes et les situations dont notre âme a besoin, afin d'apprendre l'amour véritable et l'acceptation inconditionnelle.**

Si tu as modifié complètement ta façon de t'alimenter ou que tu es aux prises avec un surplus ou une perte de poids soudain, cela indique l'activation d'une autre blessure. Ce que tu as vécu à ce moment s'est avéré assez important pour prendre le dessus. Examinons ensemble quelle est la blessure qui t'a marquée.

L'influence de la blessure de rejet sur le poids

L'attitude intérieure d'une personne dont le corps renferme cette blessure est *Je ne suis rien... je dois prendre le moins de place possible... même si je disparaissais, personne ne s'en apercevrait... les plai-*

sirs physiques ne m'intéressent pas... j'aime mieux alimenter mon mental... Avec une telle attitude intérieure, il est donc impossible pour ce genre de personne de prendre du poids, du fait qu'elle veut disparaître, prendre le moins de place possible, se rendre presque « invisible ». Celle-ci est portée à très peu s'alimenter et, en dépit qu'elle mange plusieurs fois dans une journée, ou même qu'elle choisit des aliments réputés à faire grossir, rien n'affectera réellement son poids. En outre, ces personnes, étant du type nerveux, possèdent généralement un métabolisme rapide, ce qui est une autre raison pour laquelle elles ne prennent pas de poids. Par contre, elles usent leur système digestif davantage.

On retrouve dans cette catégorie de personnes celles qui ont rejeté la façon qu'avait leur maman de les nourrir physiquement, mais surtout affectivement. Elles ne se sont pas senties aimées et acceptées dans ce qu'elles étaient, et ce, probablement dès la naissance.

Ces personnes sont les spécialistes du déni. Par exemple, elles prétendront et tenteront même de se faire croire qu'elles ne mangent jamais de sucre, alors que c'est faux. Elles affirmeront qu'elles n'aiment pas ceci, cela, sans réaliser que ce « déni alimentaire » provient du fait qu'elles ne prennent pas le temps de vraiment savourer les aliments. Par ailleurs, la blessure de rejet est très souvent à l'origine du problème d'alcool et de drogue, mais ces personnes refusent d'admettre qu'elles puissent avoir un problème de cet ordre, en raison de leur facilité à nier la réalité.

L'influence de la blessure d'abandon sur le poids

L'attitude intérieure d'une personne qui souffre d'abandon peut, entre autre, se percevoir dans les affirmations suivantes : *J'ai besoin de plus d'attention, de support, de soutien, je n'en ai jamais assez.* Ceux qui entretiennent cette attitude de « jamais assez » sont du genre à pouvoir ingérer une grande quantité de nourriture pour se remplir, sans grossir pour autant. Ces personnes ont souvent reçu beaucoup d'attention de leur mère, ou celle qui en a joué le rôle, mais comme elles croient n'en avoir jamais assez reçu, ayant retenu davantage leur carence, elles ne sont pas en mesure de reconnaître ce fait.

Elles cherchent donc toujours à combler ce vide avec le parent du sexe opposé, convaincues que si ce parent leur prouve son amour en leur démontrant de l'attention, cela indique qu'elles sont aimables et dignes de le recevoir. Elles croient également qu'avoir de l'attention est le seul moyen de se sentir remplies d'amour. Lorsqu'elles ne reçoivent pas l'attention ou le soutien qu'elles désirent, elles se sentent alors abandonnées. Elles jettent donc leur dévolu dans la nourriture sans toutefois prendre un seul kilo, car elles entretiennent la croyance du « pas assez ». Ces abus affectent leur système digestif, tout comme chez les personnes souffrant de rejet.

L'influence de la blessure d'humiliation sur le poids

L'attitude intérieure des gens qui souffrent de cette blessure s'avère différente des autres blessures. Pourquoi ? Parce que tout ce qui concerne la satisfaction des sens procure un fort sentiment d'importance et de plaisir pour ces gens. En effet, ceux qui naissent avec cette blessure ont besoin d'apprendre à savourer pleinement les plaisirs apportés par leurs cinq sens physiques, SANS SE SENTIR COUPABLES et surtout sans considérer qu'ils sont indignes de l'amour de Dieu.

Une telle personne s'attire déjà, alors qu'elle est encore très jeune, des situations pour se faire humilier quand celle-ci cherche trop à se faire plaisir sensuellement. Toutefois, elle apprend très tôt qu'il n'est pas bien d'être sensuelle. Elle attire ce comportement négatif de la part de ses éducateurs pour l'aider à devenir consciente qu'elle croit à la même chose, ce qui s'avère en fait une fausse croyance.

Si tu fais partie des personnes qui souffrent de cette blessure d'humiliation, tu dois certainement te souvenir de plusieurs incidents où tes parents ou éducateurs te reprenaient surtout au niveau physique. Par exemple, lorsque tu salissais tes vêtements ou que tu mangeais beaucoup plus que les autres ou que tu attirais les regards avec des mouvements sensuels. Tu dois être, de plus, quelqu'un de très spirituel, avec l'intention de plaire à Dieu par tous les moyens possibles. Ce sont les gens renfermant cette blessure qui ont le plus peur d'être indignes face à Dieu.

Observons par exemple ce qui se passe aux États-Unis. Nous savons que c'est un pays dont le mot Dieu se retrouve souvent dans les conversations. Même les présidents offrent l'image de personnes croyantes et religieuses, qui assistent à la messe tous les dimanches. J'ai entendu dire qu'ils sont les seuls à être munis d'une monnaie où le mot Dieu est inscrit *In God we trust*[1]. Ils sont aussi très réputés pour prononcer souvent *God bless you*[2].

---

1   En Dieu nous croyons

2   Que Dieu te bénisse

Ce pays est également reconnu pour compter le plus grand nombre de personnes obèses en pourcentage au monde. Parallèlement, Dieu et la religion sont très importants dans leur vie, pour la majorité d'entre eux et, de ce fait, ils vivent beaucoup de culpabilité à l'idée de rechercher le plaisir dans la consommation physique ou par les sens.

L'attitude intérieure des gens qui souffrent d'humiliation est *Je mange encore quelque chose qui fait grossir... je suis cochon... je suis trop gourmand... je devrais arrêter, sinon je vais encore grossir... je suis tellement gros, alors qu'importe quelques kilos de plus... je n'arriverai jamais à maigrir, aussi bien me faire plaisir.* Ce que la plupart ne réalisent pas, c'est qu'en raison de leur grande culpabilité et des pensées dénigrantes envers eux-mêmes, ils ne sont pas en mesure d'éprouver de plaisir véritable.

En résumé, ces personnes ont appris étant jeunes que ce n'était pas bien de jouir de la nourriture, que c'était égoïste de penser d'abord à leur plaisir. On leur a enseigné qu'elles devaient toujours s'occuper du bonheur et du plaisir des autres avant les leurs. Comme elles continuent d'agir ainsi par la suite et ne reçoivent rien en échange, elles se rattrapent dans la nourriture.

Voilà donc pourquoi ce sont ces gens, parmi les cinq blessures, qui grossiront le plus facilement et rapidement. Ce n'est pas tant ce qu'ils mangent, mais leur attitude face à ce qu'ils ingèrent qui provoque toute la différence. À l'opposé des deux premières blessures, ils entretiennent l'attitude intérieure du « trop ». Elles diront ou penseront *Je mange encore trop, il faut que je m'arrête.*

Cela explique aussi le fait qu'ils croient souvent ne pas manger plus que les autres, et sont surpris de leur surplus de poids. Par contre, étant profondément attirés par le plaisir des sens, ces derniers perdent fréquemment le contrôle dans la nourriture, se cachant la plupart du temps lorsque cela se produit, envahis par la honte. Il y a aussi le fait que plus quelqu'un se dit qu'il DOIT cesser de manger, plus il mange. Ce phénomène est expliqué plus en détail dans le dernier chapitre. Souviens-toi cependant qu'il existe en ce monde de toutes petites personnes qui peuvent manger autant qu'elles le veulent, et ce, sans prendre un kilo.

Les personnes avec la blessure d'humiliation « grossissent » en voyant leur corps devenir de plus en plus rond. Nous apprendrons dans les deux prochains chapitres comment parvenir à améliorer cette situation, comment lâcher prise face à la culpabilité et comment se faire plaisir à nouveau en s'alimentant, sans pour autant grossir.

L'influence de la blessure
de trahison sur le poids

L'attitude intérieure des gens souffrant de trahison est *Je ne veux rien manquer... je veux goûter à tout... je peux faire ce que je veux... je n'ai pas à suivre les règles des autres, ni celles de mon corps... c'est moi qui me contrôle et non les autres* ... Dans leur jeunesse, ces personnes se sont souvent senties contrôlées dans leur façon de s'alimenter. Entre autres, ce sont leurs parents qui décidaient pour eux. Ils cherchent donc à se rattraper, aussitôt qu'ils le peuvent. C'est le genre d'enfant qui, lorsque les parents sont absents, mange les aliments défendus par ces derniers.

Je me souviens d'un de mes fils qui, en plus de manger ce qu'il avait envie en mon absence, allait s'installer sur mon beau fauteuil neuf dans le salon. Il connaissait pourtant mon interdiction de consommer de la nourriture dans cette pièce fraîchement décorée. Au retour, je trouvais l'assiette et des restes par terre à côté du fauteuil. À l'époque, j'ignorais pourquoi il laissait de telles traces et s'attirait une punition inmanquablement. Je l'accusais de n'être pas très intelligent d'agir ainsi, sachant pertinemment qu'il allait se faire punir. Si, au moins, il avait tout nettoyé avant mon retour, je n'aurais jamais su qu'il m'avait désobéi. Aujourd'hui, par contre, je suis en mesure de comprendre pourquoi il agissait de la sorte. En fait, il me signalait que je ne pourrais jamais le contrôler complètement. De par mon cheminement et mes expériences, je sais maintenant qu'un enfant trop contrôlé par ses parents est influencé par sa blessure de trahison à désobéir pour reconnaître sa propre valeur. N'étant plus contrôlé par moi, une fois devenu adulte, il a décidé de manger aussi souvent qu'il le désirait de la malbouffe. Il me signifiait ainsi qu'il n'avait plus à suivre mes consignes de bonne alimentation.

Les enfants ainsi contrôlés n'ont pas reçu le genre de nourriture affective qui aurait dû normalement combler leurs besoins. L'amour qu'ils ont reçu de leurs parents était trop possessif et contrôlant. Ils ont été éduqués par des parents qui les ont aimés selon leurs croyances, selon ce qu'eux-mêmes avaient appris de leurs propres parents, et non conformément aux besoins de l'enfant.

On sait que ce genre de personne ne goûte pas vraiment aux aliments, car celle-ci ajoute trop de sel ou d'épices. Elle essaiera de déguster plus longtemps, n'ayant pas satisfait ses papilles gustatives, lesquelles cherchent à être rassasiées avec le goût de chaque aliment.

De plus, comme cette personne mange souvent rapidement, cela empêche son cerveau de recevoir à temps le message que le corps n'a plus faim. Une telle personne refuse, en majeure partie du temps, de se faire contrôler par quelqu'un, encore moins par son corps.

Les gens souffrant de la blessure de trahison n'écoutent pas leur corps, du fait qu'ils mangent souvent plus que nécessaire. Ils se sentent donc coupables, car ils savent et sentent qu'ils ont trop mangé. C'est donc cette culpabilité qui les fait grossir. Chez les femmes, ce sont surtout les hanches et le ventre qui auront tendance à prendre du volume, comparativement aux hommes où le surplus se fera plus sentir au niveau des épaules et du ventre. Grâce à cette apparence généralement plus robuste du haut du corps, ces derniers cherchent inconsciemment à démontrer à quel point ils sont forts et capables. C'est pour cette raison qu'on est porté à les qualifier de personnes fortes, plutôt que grosses ou obèses.

L'influence de la blessure d'injustice sur le poids

La personne qui souffre d'injustice entretient l'attitude intérieure suivante : *Je dois être parfait dans tout, surtout en ce qui concerne mes agissements et mon apparence...il est interdit de tricher...je dois toujours faire attention à ce que je mange pour maintenir un corps parfait....* C'est donc la personne qui se contrôle le plus. Étant très exigeante envers elle-même, celle-ci ne pourra supporter de prendre quelques kilos. Elle vérifie son poids sans cesse et se met à la diète à la moindre fluctuation de ce dernier. Plusieurs d'entre elles sont pratiquement à la diète toute leur vie, de peur de grossir. À chaque fois qu'elles dévient de leur régime imposé, elles se sentent profondément coupables et se promettent alors de ne pas recommencer. Elles y parviennent pendant un certain temps, mais comme nous avons tous des limites, il arrive un jour où il nous est quasi impossible de parfaitement se contrôler.

Elles tenteront de camoufler leurs faiblesses alimentaires le plus possible et refuseront d'admettre que leurs pertes de contrôle se produisent incessamment sur une base régulière. En outre, les personnes habitées par ce type de comportement ne réalisent pas que ces pertes de contrôle dans l'alimentation sont majoritairement causées par le contrôle qu'elles exercent dans les autres domaines, recherchant constamment la perfection dans ce qu'elles font.

Prenons l'exemple d'un jour quelconque où une personne s'est imposé beaucoup de tâches, bien au-delà de ses limites. Il est très probable qu'à la fin de cette journée, elle veuille se « récompenser » et qu'elle perde alors le contrôle dans ce qu'elle mange ou boit. *Je le mérite bien* se dira-t-elle. En effet, le mérite est très important pour les gens souffrant d'injustice. Celle-ci a donc ignoré ses besoins tout au long de la journée, en raison de la peur de ne pas être parfaite ou de celle d'être jugée paresseuse ou négligente. Voilà pourquoi, après avoir contrôlé toute la journée sa petite voix intérieure qui lui disait qu'elle était arrivée à sa limite, ce genre de personne perd le contrôle.

La nourriture, étant un reflet de ce qui se passe à l'intérieur, s'avère donc un excellent moyen pour se rendre compte à quel moment une personne a été trop exigeante envers elle-même.

Ce genre de personne finit par prendre du poids avec les années mais, en général celui-ci sera réparti uniformément à travers tout le corps. En fait, c'est la culpabilité vécue par cette personne qui la fait grossir. Elle se remet donc au régime et le cercle vicieux recommence. Cette personne est aussi intolérante envers les autres personnes qui grossissent qu'elle l'est face à elle-même.

Résumé

En résumé, on peut constater que lorsque ce sont les blessures de rejet et d'abandon qui sont le plus activées, ces personnes ne peuvent grossir, quelle que soit la quantité de nourriture qu'elles consomment. Pourquoi ? À cause de l'intention qui les motive à manger. Les gens qui se voient prendre du poids se retrouvent, par conséquent, influencés par les trois autres blessures, soit l'humiliation, la trahison et l'injustice. Ce poids est réparti différemment dans le corps, en fonction de la blessure en cause.

Suite à l'influence des différentes blessures, quand tu te retrouves parmi l'une des descriptions précitées, cela t'aide à découvrir quelle blessure est plus activée et moins acceptée dans ta vie présente. Il est fort courant d'être influencé par plus d'une blessure, durant une même période. Par exemple, une personne maso-chiste – blessure d'humiliation – qui, pendant une semaine, ne peut freiner son envie de manger beau-coup de gâteau et qui, par la suite, se met à la diète. Cette décision de s'imposer un régime sera alors influencée par sa partie rigide – blessure d'injustice.

Je te rappelle que la raison principale qui fait grossir une personne est d'abord la culpabilité, suivie de la non-acceptation d'elle-même, laquelle se situe au même niveau dans la nourriture que dans les autres domaines de sa vie. Moins tu écoutes tes besoins alimentaires, moins tu écoutes tes besoins dans ta vie en général. Voilà la raison pour laquelle tu te sens aussi coupable.

Ça ne veut pas dire que les personnes qui ne prennent pas de poids ne se sentent pas coupables. Loin de là. Cependant, cette culpabilité affectera leur corps d'une façon différente. Au lieu de prendre du poids, elles auront des problèmes de santé ou des accidents. Lorsque leur culpabilité affecte leur poids, c'est la partie rigide, contrôlante ou masochiste qui a pris le dessus.

On verra dans le dernier chapitre comment transformer cette culpabilité en responsabilité.

Doit-on se peser ou non ?

C'est la personne voulant être parfaite qui est portée à se peser le plus souvent, parfois même à tous les jours. On m'a par ailleurs souvent demandé si c'était une bonne idée de vérifier son poids régulièrement. Comme je fais partie des personnes avec une blessure d'injustice importante dans cette vie, je peux facilement comprendre celles qui ont de la difficulté à voir leur corps grossir, surtout après le fait qu'elles n'aient jamais eu de problème de poids auparavant.

Pour ma part, cela s'est produit au moment de la ménopause et je dois avouer que le pèse-personne n'était pas un instrument favorable pour moi. Aussitôt que je voyais mon poids grimper, je me sentais davantage coupable de manger à ma faim, croyant que je devais me priver. Lorsque la balance affichait une baisse, c'est comme si elle me donnait la permission de me « gâter » un peu plus. Donc, si cet appareil produit ce genre d'effet sur toi, je te répondrais d'emblée que ce n'est probablement pas une bonne idée de vérifier ton poids trop souvent. Je connais des personnes qui sont tellement influencées par les chiffres que leur envoie leur balance, que ça affecte leur humeur de la journée.

Par contre, si tu es intéressé à connaître occasionnellement ton poids, sans que cela n'influence de façon importante la façon de te nourrir ainsi que ton estime personnelle, conserver une balance chez toi ne peut assurément pas t'être nuisible. Généralement, nos vêtements nous indiquent assez clairement ce qui se passe, sans devoir sans cesse vérifier les variations de notre poids.

Joindre les groupes de soutien pour la perte de poids

Une autre question m'est fréquemment posée : *Est-ce une bonne idée de joindre un des nombreux mouvements qui ont pour mission d'aider un groupe de personnes à perdre du poids ?* Il m'est impossible de te fournir une réponse à cette question. Je te suggère plutôt de te poser les questions suivantes, lesquelles t'aideront à trouver ta propre réponse : *Est-ce que je me sens coupable si je déroge du programme suggéré ou encore quand on me pèse lors de la réunion et que j'ai pris un kilo durant la semaine ?... Est-ce que je me sens mieux suite à ces rencontres ?... Est-ce que les suggestions de repas proposées m'aident à m'alimenter plus sainement, sans avoir l'impression d'avoir toujours faim ?* Si tu t'aperçois que dans l'ensemble, le fait de joindre l'un de ces groupes te procure beaucoup plus de conséquences agréables que désagréables, alors pourquoi pas ? Il est important de développer notre discernement dans la vie et surtout de prendre des décisions qui soient intelligentes et pertinentes pour soi. On doit reconnaître que rien n'est favorable pour tout le monde, et ce, peu importe le domaine. Chacun de nous avons des besoins différents. Nous devons faire nos propres choix et prendre nos propres décisions, et non décider en fonction d'une expérience qui a fait du bien à quelqu'un d'autre.

Si tu n'es pas certain que les réponses te soient profitables, il serait judicieux de vivre l'expérience pendant au moins trois mois, et ainsi ce serait plus facile de reconnaître ce qui est préférable pour toi.

Conscientiser et grossir

Un certain phénomène se produit assez régulièrement dans nos ateliers, surtout chez les femmes. Nous constatons qu'une participante s'aperçoit qu'elle prend quelques kilos au moment où elle commence à devenir plus consciente de ses croyances, de ses blessures et de ses peurs. Ce phénomène semble se manifester davantage chez celles avec la blessure d'injustice. Pourquoi ?

Parce qu'elles ont vécu tellement dans le contrôle jusqu'au jour où elles décident de se prendre en mains, qu'elles réalisent enfin être incapables de continuer à vivre dans cet état. Si tu fais partie de ce groupe de personnes, ne te décourage surtout pas. Cela signifie que ton poids naturel n'avait pas encore été atteint et que ton corps, n'étant plus autant contrôlé, a décidé de retourner à son état naturel. Conséquemment, ça demandera un ajustement plus ou moins important de ta part en cette situation.

Si ce n'est pas le cas et que tu grossis plus que ton état naturel, c'est probablement parce que tu n'en pouvais vraiment plus de te contrôler autant. La décision – souvent inconsciente – de transformer une attitude pour une autre peut faire en sorte de te retrouver à l'autre extrême. Tu es devenue incapable de contrôler ton corps. C'est comme si tu tiens un balancier fortement penché d'un côté et qu'au moment où tu le laisses aller, celui-ci s'envole de l'autre côté puis se balance d'un côté à l'autre, pour terminer sa course au milieu. Il en sera de même pour toi, si tu fais confiance à ton corps. Il faudra simplement que tu te donnes le temps de parvenir à cette étape.

Prise de poids soudaine

Il arrive assez souvent d'entendre des personnes déclarer qu'elles ont pris vingt, parfois trente kilos dans l'espace de quelques mois. Cette prise de poids soudaine résulte d'un choc important, autant physique que psychologique. C'est la conséquence d'un choc vécu lors d'une situation qui a impliqué plus d'une blessure et qui n'a pas été acceptée.

Lorsque nous compensons dans la nourriture à la suite de ce choc, c'est que nous nous sentons coupables face à cette situation. Nous nous alimentons de façon culpabilisante. C'est d'ailleurs cette grande culpabilité qui fait grossir autant. Ainsi, notre corps

cherche à attirer notre attention d'une façon dramatique (et facilement vérifiable dans le miroir), du fait
qu'il est grand temps que nous apprenions à nous
aimer davantage et à nous donner le droit d'être
humains, et ce, avec nos faiblesses et nos limites.

Chapitre six

Le lâcher-prise et l'alimentation

J'ai mentionné à maintes reprises depuis le début de ce livre que nous ne pouvons dissocier nos trois corps, physique, émotionnel et mental. Aussi, quand tu manques d'énergie, c'est qu'un de ces corps n'est pas nourri adéquatement. Dans ce présent chapitre, je vais couvrir des moyens concrets à utiliser, surtout au plan physique, qui auront des répercussions automatiques sur les deux autres corps, donc au niveau de l'attitude intérieure et par conséquent, sur le comportement. Le prochain chapitre traitera davantage de l'aspect spirituel, le plan de l'être.

Le poids idéal

Pour commencer, il est important de faire le point sur le sujet du poids idéal. J'entends souvent la question : *Comment savoir quel est mon poids idéal ?* Toi seul peux le déterminer et surtout le sentir. Ton corps est celui qui sait quel est le poids naturel pour toi. Naturel ne veut pas dire normal. Certaines personnes devront être grosses toute leur vie, car cela fait partie de leur plan de vie – ayant besoin d'apprendre à s'aimer ainsi –, donc c'est leur poids naturel.

Ton corps reprend son poids naturel aussitôt qu'il a cessé d'avoir peur d'être placé dans un état de famine. Eh oui, c'est ainsi que ton corps perçoit les privations que tu t'imposes. Même si tu ne suis pas un certain régime ou diète et que tu n'es pas conscient de te priver, ou d'avoir peur de trop manger, ton corps perçoit ton intention. Je te rappelle qu'en moyenne, l'humain est conscient d'à peine dix pour cent de ce qui se passe en lui. Ton corps entend la petite voix dans ta tête qui pense souvent *J'ai encore trop mangé ; il faut que je me retienne... que je me contrôle davantage... il faut que je sois plus raisonnable.* De plus, lorsque tu as manqué de contrôle selon toi, il entend tous les noms désagréables dont tu te qualifies quand tu regardes ton corps ou suite à un repas trop copieux.

Il est donc tout à fait normal que ton corps réagisse en accumulant des réserves lorsque tu veux lui imposer une privation. Il réagit exactement de la même façon que tu le ferais dans un autre domaine. Supposons que tu apprennes que dans quelques mois, tu devras quitter ton emploi pendant six mois, ce qui résulterait d'aucune entrée d'argent chez toi pendant cette période. Tu aurais certainement la réaction d'économiser assez d'argent en prévision de ces six mois, n'est-ce pas ? C'est une réaction normale. Ton corps éprouve la même réaction, il fait ses provisions.

Lorsque tu transformeras ton attitude intérieure et que tu commenceras à t'aimer davantage, je peux t'assurer que ton corps le sentira et se dirigera tout doucement vers son poids naturel, lequel varie en plus ou moins selon les individus.

Il n'y a que les personnes à la diète sévère qui parviennent à perdre beaucoup de kilos rapidement. Ce que la plupart ne savent pas, c'est que dans un régime à faibles calories, le corps devient carencé de certaines calories qui lui fournissent l'énergie nécessaire dont il a besoin ; par conséquent, il doit aller puiser dans ses muscles. Toutefois, lorsqu'on écoute notre corps au lieu de le priver, ce dernier reprend son poids naturel et ce sont alors seulement les graisses qui fondent.

C'est au moment où les muscles diminuent que le corps se sent en position de famine. Il devient inquiet, car il sait qu'avec des muscles affaiblis, il ne peut fonctionner à son état naturel. C'est alors un combat pour lui car le corps, avec sa grande intelligence, fait toujours tout en son pouvoir pour être bien. Je ne t'apprends rien, n'est-ce pas ? Tu as certainement vérifié ce phénomène à plusieurs reprises lorsque tu te blesses. Le corps, sans avoir à lui dire quoi que ce soit, met tout en mouvement pour commencer à guérir la plaie ou la maladie, selon la situation.

Dans le cas d'une diète, il a été reconnu par la science que le métabolisme du corps s'abaisse de plus en plus. Celui-ci a pour mission de consommer l'énergie nécessaire pour bien faire fonctionner le cerveau, le cœur, la respiration, la digestion, maintenir la chaleur du corps, etc. En ralentissant ainsi le métabolisme, la digestion se fait plus lentement. C'est donc la raison pour laquelle les gens à la diète ont l'impression que le moindre aliment les fait grossir. C'est tout simplement le corps qui accomplit son travail.

La décision de se mettre à la diète n'est pas naturelle car elle est motivée par une peur. Être naturel, c'est être soi-même, se laisser guider par les besoins de sa propre nature ; c'est donc s'aimer à chaque instant. Alors que nous savons que le corps fait tout en son pouvoir pour retrouver l'équilibre et son énergie afin de retourner à son état naturel, nous ne sommes nullement étonnés de reconnaître que tout régime minceur ne procure qu'un résultat temporaire. Les statistiques affirment, sans équivoque, que 90 % des gens qui ont minci grâce à un régime reprennent ce poids, en plus de quelques kilos additionnels au cours des deux ans qui suivent. Les gens qui conservent leur poids sont ceux qui se retrouvent toujours au régime. Voilà pourquoi le secteur du poids s'avère une des plus importantes industries lucratives au monde. C'est toujours à recommencer.

Pour leur part, les tissus graisseux s'avèrent le principal site de stockage de toxines. Dans le livre *Anticancer* de David Servan-Schreiber – un livre que je recommande fortement – celui-ci mentionne que le docteur Davis, qui dirige le centre de recherche « cancer et environnement » au *Pittsburg university*, soutient que notre excès de graisse est comme de la « décharge de produits toxiques » pour le corps. Voilà pourquoi il est préférable de perdre des graisses quand on mincit que de perdre des muscles. Cela t'aide à te libérer de toxines nuisibles. C'est aussi la raison pour laquelle un médecin conseillera toujours à quelqu'un qui a une surcharge pondérale de mincir, lorsqu'il est malade. Il le sait que c'est un facteur déterminant de guérison et de bonne santé.

Les besoins quotidiens sont différents

Conformément à nos activités quotidiennes, le corps dépense plus ou moins d'énergie. Par exemple, si tu accomplis un travail physique important, ton corps n'aura pas le même besoin alimentaire que si tu passes une bonne partie de la journée assis à travailler modérément ou à te prélasser devant la télé. Autre fait, si tu transpires beaucoup, ton corps aura besoin davantage de sel et d'eau.

Si tu fais un travail qui exige un grand effort intellectuel, tu auras un plus grand besoin d'apport calorique. Savais-tu que le cerveau, bien qu'il ne constitue que 2 % de ton poids, sollicite à lui seul 50 % du glucose que tu consommes ? Il a besoin d'au moins l'équivalent de cinq cents calories de glucose par jour. Tandis que les muscles, qui représentent en général 50 % de la masse corporelle, ne demandent que 20 % de l'énergie de ton corps.

Voilà pourquoi il est si important d'écouter ce que ton corps a besoin. Si ce sont des aliments sucrés que ton corps réclame, c'est ce que tu dois lui fournir. En suivant les conseils suggérés dans les chapitres précédents, tu deviendras graduellement plus conscient, à savoir si c'est vraiment ton corps qui réclame du sucre ou si c'est une demande influencée par des émotions.

Mais peu importe ! À partir de maintenant, pourquoi ne pas te donner le droit de manger ce qui te fait plaisir ? Dis à ton corps que tu es en train d'apprendre à bien l'écouter, et ce, même si tu n'es pas sûr à cent pour cent si c'est ce dont il a besoin. Demande-lui, en plus, d'être assez indulgent pour éliminer ce qui ne lui est pas nécessaire dans le moment, en le rassurant qu'éventuellement, il aura moins de travail supplémentaire, au fur et à mesure que tu deviendras plus conscient de tes besoins.

L'important est de te souvenir que chaque jour est différent. Qu'il se peut qu'à un certain moment, par exemple, tu aies besoin de deux repas et que le jour suivant, ce sera peut-être cinq petits repas qui seront requis.

Respecter les besoins des autres

Si tu vis en famille ou avec d'autres personnes et que tu es en charge des repas, il est très important de te souvenir qu'il est impossible que chaque membre de la famille ait la même faim, à la même heure, et les mêmes besoins.

Oui, mais je ne suis pas une servante. Je ne peux tout de même pas faire quatre repas différents !!!, me diras-tu ? Si tu savais le nombre de fois que j'ai entendu cette phrase ! Toutefois, je t'assure que tous les membres d'une famille peuvent arriver à écouter chacun leurs besoins, et que somme toute, ce n'est pas tellement compliqué.

Mes enfants étaient adolescents quand j'ai commencé à mettre en application cette méthode. Auparavant, j'exigeais que chacun mange ce que j'avais préparé en leur répétant la phrase mentionnée au paragraphe précédent. Évidemment, ça créait souvent des remous en raison de leurs choix différents. Quand ils refusaient de manger mes plats préparés pour eux, je vivais des émotions. J'étais frustrée à cause du temps énorme perdu à leur préparer un si bon repas, alors qu'ils ne semblaient guère l'apprécier.

J'ai fini par réaliser que j'entretenais les mêmes croyances que ma mère :

➤ Nous devons manger trois repas par jour pour être en santé ;

➤ Préparer de bons repas et nourrir ceux qu'on aime est une façon de leur démontrer notre amour.

Alors quand ils refusaient de manger à l'heure « dite normale » ou qu'ils dédaignaient mes bons petits plats ou voulaient sauter un repas, j'étais assurée que leur santé en serait affectée. Voulant être la mère parfaite, j'avais donc peur d'être jugée de mauvaise maman s'ils avaient été malades dû au manque de nourriture. Voilà un bon exemple de contrôle occasionné par la blessure d'injustice. En plus d'avoir peur de ne pas être la mère parfaite, je considérais alors que le rôle de maman était bien ingrat, injuste, et qu'il était impossible de rendre tout le monde heureux.

En même temps, ce genre de situation me faisait verser dans ma blessure de rejet à cause de la deuxième croyance. C'est comme s'ils rejetaient mon amour.

J'ai commencé à vivre cela dès mon mariage. Il n'y a pas de hasard dans le fait que j'ai marié un homme dont la maman cuisinait à peine ; il n'avait donc pas l'habitude de tous ces petits plats. Tu devines le reste. Il s'assoyait à table, fixait son assiette pendant quelques secondes et me lançait *Je suis désolé, je n'ai pas faim*. C'était comme recevoir un coup en plein cœur. J'insistais pour qu'il y goûte au moins. Après s'être forcé à manger quelques bouchées, il se levait de table et aussitôt qu'il se croyait à l'abri des regards, après le repas, il fouillait dans les armoires à la recherche d'autre chose à manger.

Les enfants ont répété ce scénario très souvent. Ça m'a pris plusieurs années à devenir consciente que je devais apprendre à lâcher prise plutôt que laisser mes croyances diriger ma vie.

Quand j'ai enfin décidé d'adopter une nouvelle attitude, à savoir de dédramatiser, ainsi qu'adopter un comportement différent, après que je sois devenue consciente de l'importance d'écouter ses besoins, tout s'est bien déroulé, beaucoup mieux en fait que je ne l'aurais cru. J'ai continué à préparer des repas aux heures normales sans réellement me soucier de leurs choix ou s'ils avaient faim. Celui qui n'avait pas faim n'était plus contraint de manger, en sachant qu'il était fort possible qu'il ait à consommer son repas (froid), une ou deux heures plus tard. J'ai réalisé que le poulet et les légumes s'avéraient tous aussi nourrissants froids que chauds. Si l'un d'eux avait envie de manger quelque chose de différent, il pouvait choisir autre chose dans le frigo ou encore se faire un sandwich.

Je peux t'avouer, par contre, que ces situations ne survenaient seulement qu'une ou deux fois par semaine. La plupart du temps, ils avaient envie de manger ce que j'avais préparé car j'avais lâché prise.

Oui, mais ils vont manger n'importe quoi si je leur laisse la permission de manger ce qu'ils veulent. N'est-ce pas ta réaction ? Et bien, si c'est ta crainte, j'ai une question pour toi : Qui achète le « n'importe quoi » ? Tu n'as alors qu'à t'assurer de n'avoir que de bons aliments santé dans la cuisine et peu importe leur choix, ce sera nutritif pour eux. Tu réaliseras à quel point tu t'es dégagé d'un poids, en lâchant prise ainsi.

À l'époque, je racontais à mes adolescents qu'ils pouvaient s'acheter ce dont ils avaient envie au magasin du coin – bonbons, chocolat, liqueur, croustilles, etc. – grâce à l'allocation que je leur remettais à chaque semaine. Au début, ils se sont empressés de se procurer des choses avec lesquelles je n'étais pas nécessairement d'accord. J'ai néanmoins pris le temps de bien leur expliquer les effets nuisibles de certains produits alimentaires, mais qu'en fin de compte ceux-ci étaient maîtres de leur corps et que dorénavant, ça relevait de leur décision de lui nuire ou non, qu'ils devraient en assumer les conséquences. Désormais, je leur laissais la responsabilité de leur corps, sans intervenir. Graduellement et de leur propre chef, ils en ont acheté de moins en moins, préférant utiliser leur argent pour autre chose.

Quand on prend notre responsabilité et qu'on sait qu'on devra assumer des conséquences désagréables, cela nous aide grandement à ne pas nous sentir coupables, en plus de faire des choix alimentaires plus judicieux. Le corps collabore davantage avec nous.

Je veux aussi attirer ton attention aux besoins différents de l'homme et de la femme. Ton ou ta partenaire n'a pas les mêmes besoins de base que toi. Le métabolisme d'un homme est de quinze à vingt pour cent plus rapide que celui de la femme. Étant doté en général d'une stature et d'une ossature plus importantes, l'homme est en mesure d'absorber plus de calories.

La plupart des couples sont portés à manger la même chose car celui qui prépare le repas croit qu'il doit composer deux assiettes identiques. Voilà une autre habitude qui aurait intérêt à être révisée.

Fais-tu partie des personnes qui veulent démontrer leur amour en leur donnant à manger ? Si tu te reconnais dans ce genre de personne, il est fort probable que tu éprouves de la difficulté à dire non à ceux qui t'offrent de la nourriture – comme je le vivais autrefois. Si quelqu'un insiste pour que tu manges ou boives quelque chose, le moyen qui semble obtenir de bons résultats est de dire *Non merci, pas maintenant, peut-être plus tard* ou *laisse-moi y réfléchir*. C'est une nouvelle habitude à adopter et développer. Par la suite, il te sera facile de dire simplement *Non merci, je n'en veux pas ou je n'ai pas faim* sans avoir à fournir d'explications. La dernière étape sera franchie lorsque tu pourras dire non merci tout simplement. Or, il se dégagera une telle assurance de ta part que personne n'osera insister. Ils sentiront inévitablement que ton NON est véritable et sincère.

Souviens-toi que ce que tu vis dans ta façon de t'alimenter t'aide à te connaître dans les autres domaines de ta vie. En apprenant à dire *non merci* dans la nourriture, cet apprentissage te servira ailleurs par la même occasion. Il y aura toujours des gens qui essaieront de te convaincre de changer d'idée et de te ramener à leurs désirs dans d'autres domaines. Ce n'est sûrement pas pour te faire du tort, mais plutôt pour leur gratification personnelle – souvent inconsciemment. Cela implique que c'est toi qui dois apprendre à écouter tes besoins, à t'affirmer avec fermeté plutôt qu'espérer que les autres devinent tes besoins.

Quand tu pourras dire NON sans te sentir coupable, sans avoir peur de blesser l'autre personne ou peur de ne pas être aimé, tu verras qu'il te sera beaucoup plus facile d'accepter que si quelqu'un refuse tes offres, il n'est pas en train de dire qu'il ne t'aime pas, il est seulement à l'écoute d'un de ses besoins.

Respecter les besoins des autres signifie également le fait de ne pas essayer de les priver. Cette allusion fait surtout référence aux personnes qui sont très sévères au sujet de l'alimentation de leurs proches – enfants ou partenaire ou encore ceux qui sont en charge d'un parent vieillissant. As-tu déjà été aux prises avec une telle situation? Ton intention est sûrement bonne, que ce soit pour leur santé ou leur poids, mais cette attitude s'avère néanmoins non respectueuse. Si tu te montres ainsi rigide avec ceux que tu aimes, il en va de soi que tu l'es avec toi-même. Voilà un autre exemple de contrôle.

De plus, en arrêtant de vouloir influencer les autres, tu t'apercevras que ceux-ci tenteront moins d'avoir de l'influence sur toi. En conclusion, plus tu respecteras les besoins alimentaires de tes proches, plus tu deviendras conscient à quel point ceux-ci te respecteront. Quand je parle de respect, je me réfère au respect dans tous les domaines. Souviens-toi que l'alimentation n'est qu'un reflet de ce qui se passe dans les autres domaines.

Éviter les conflits au moment des repas

Avec la vie trépidante d'aujourd'hui, un grand nombre de personnes ne se voient hélas qu'au moment des repas. Ils utilisent cette occasion pour se disputer, se faire des reproches, se critiquer, se plaindre, donner des ordres, etc. C'est le meilleur moyen de manger d'une façon non bénéfique, c'est-à-dire d'avaler très rapidement, ne rien goûter, ne rien sentir, en espérant que le repas se termine au plus vite.

Si ce genre de situation se produit dans ta vie, une bonne idée serait de demander aux membres de ta famille si tous seraient d'accord pour s'engager à ne discuter que de choses agréables durant le repas. S'entendre sur un signal quelconque ou un mot clé, par exemple, lorsque quelqu'un amorce un comportement négatif et oublie son engagement. Au début, c'est normal que certains oublient, mais peu à peu, vous arriverez à adopter cette nouvelle habitude, laquelle est très bénéfique pour tous.

Lorsque nous critiquons ou que nous nous sentons critiqués, jugés, pendant l'ingestion de toute nourriture, il est impossible pour notre estomac de bien la digérer. Pourquoi ? Parce qu'en ne digérant pas une autre personne ou une situation, cela affecte notre digestion physique. Je le répète, ce n'est jamais un aliment qui est difficile à digérer, c'est notre état intérieur d'indigestion – de critiques – qui affecte notre estomac. Quand on mange avec amour, avec acceptation et lâcher-prise, le corps, n'offrant pas de résistance, fait son travail de manière tout à fait naturelle.

Savoir quand tu as faim et quand tu n'as plus faim

Il est possible qu'il te soit difficile de reconnaître si tu as vraiment faim, même si tu te poses adéquatement les questions suggérées à la page 76, surtout si tu avais l'habitude de manger par gourmandise ou par émotion, ne te donnant ainsi pas l'occasion d'avoir faim. Rappelle-toi que toute nouvelle habitude requiert un certain temps avant de s'installer.

Et pourquoi ? Parce que ton corps a cessé de t'apporter les signaux que tu n'écoutais presque jamais. Voici l'exemple d'une femme ayant la mauvaise habitude de se fâcher rapidement. Elle veut arriver à être plus tolérante, patiente, car l'atmosphère familiale est devenue désagréable, et ne plus se sentir coupable par la suite. Mais malgré son désir de transformer son attitude, elle n'y arrive pas. Elle demande alors à son conjoint de lui rendre service, en l'avertissant chaque fois qu'elle se fâche, grâce à un petit signal convenu entre eux. Après plusieurs semaines de contribution de la part de son conjoint, elle continue cependant à faire fi de ses avertissements, de sorte que les colères s'avèrent toujours aussi fréquentes. Combien de temps, selon toi, son conjoint va-t-il continuer à l'aider avant de se décourager ?

Si ça fait longtemps que tu n'es pas attentif aux signaux de ton corps lorsqu'il a faim et lorsqu'il est rassasié – qu'il n'a plus faim – il est fort possible qu'il ait cessé toute communication, toute tentative à t'envoyer des messages. Je me suis rendu compte que pour la plupart des gens, il est encore plus difficile de reconnaître lorsqu'ils n'ont plus faim que de savoir quand ils ont faim. Ne te décourage pas. Avec de la pratique et de la persévérance, nous pouvons venir à bout de tout.

Ça me rappelle le moment où il y a quelques années, j'ai commencé à faire les exercices physiques appelés « Les Cinq Tibétains » chaque matin. Quand une amie m'a enseigné ces exercices, je pouvais à peine soulever mon corps du sol. Je ne pouvais m'imaginer qu'un jour, j'arriverais à être aussi souple qu'elle. À ma grande surprise, j'ai réussi, avec de la persévérance, et j'en suis très fière. Après plusieurs années, ces exercices sont maintenant devenus très faciles, et ce, même si mon corps prend de l'âge.

Un moyen que je te suggère pour détecter le moment où tu n'as plus faim est de te demander, dès la moitié du repas entamé, si tu as encore faim. En général, ce sera oui. Alors tu continues, tout en arrêtant à intervalles réguliers, pour te poser la même question. Peu à peu, tu sauras quand tu n'auras plus faim. Tu discerneras ton signal personnel. Pour certaines personnes, les aliments perdent leur bon goût. Pour d'autres, elles ont un haut-le-cœur ; certaines ont même la gorge qui se noue. Pour d'autres encore, ils le ressentent tout simplement, sans signal physique particulier.

Il est aussi reconnu que lorsque nous buvons en mangeant, il est beaucoup plus difficile de déceler quand nous n'avons plus faim. Le liquide mélangé au bol alimentaire fausse les données et empêche notre corps de nous envoyer le signal attendu de rassasiement. Il est recommandé de plutôt boire avant ou après le repas.

Si tu attends comme signal d'être incapable d'avaler une bouchée supplémentaire, et conséquemment de te sentir gonflé, tu auras alors la désagréable impression d'un « trop-plein », et rendu là, il est trop tard. Le vrai signal de satiété du corps arrive bien avant cette étape. Quand cette situation se produit, prends quelques instants pour te demander à quel moment tu crois qu'il était temps d'arrêter. Qu'est-ce qui a été de trop ? C'est une façon de t'aider à l'avenir. La réponse peut être *Ce sont les cinq dernières bouchées qui ont été de trop, ou la deuxième tranche de pain trempée dans la sauce ou bien c'est le dessert dont j'aurais pu me passer.*

N'oublie pas, et c'est très important, que si tu te culpabilises, ce superflu sera encore plus difficile à digérer et à éliminer. Remplace cette culpabilité en devenant plutôt conscient que si tu sens ton corps physique lourd, c'est pour attirer ton attention sur le fait que tes corps émotionnel et mental sont pour le moment alourdis, surchargés, que tu t'accables de pensées non bénéfiques pour toi. Ça peut être des peurs, des rancunes…Pour t'alléger, le moyen le plus rapide est de passer à l'amour véritable, à l'acceptation de toi-même dans ce qui se passe ce jour-là.

Demande-lui ensuite s'il peut avoir la gentillesse d'éliminer ce « trop », plutôt que de le transformer en graisse, en lui rappelant que tu es en train d'apprendre à l'écouter davantage pour reconnaître quand il en a assez. Qu'il ne se décourage pas. Peu à peu, il aura moins de travail à accomplir au fur et à mesure que tu t'aimeras davantage, ce qui aura pour effet d'écouter de façon attentionnée les besoins de ton corps. Je me suis rendu compte que cette attitude a des effets remarquables. Notre corps, sentant l'acceptation intérieure, nous écoute et élimine ce qu'il n'a pas besoin plutôt que de l'emmagasiner.

Le fait de manger sans te sentir coupable aide ton corps à éliminer ce surplus, et ce, même si tu lui donnes du travail additionnel. Cependant, si tu te sens coupable, il y aura des conséquences nuisibles à tous les niveaux. Les personnes qui mangent souvent trop, ou pas ce dont elles ont besoin, et qui ne grossissent jamais, par exemple, une des conséquences nuisibles de leur culpabilité est le risque de se retrouver avec des problèmes du système digestif.

Cette situation de « trop-plein » se produit souvent chez ceux qui mangent par compulsion et qui essaient de remplir un vide intérieur causé par le manque d'amour de soi. Il est donc important de s'accepter dans cette situation et de remercier notre corps de nous aider à devenir conscient qu'il est temps d'apprendre à s'aimer davantage.

Fais-tu partie des personnes qui se disent : *Je suis incapable de jeter ce qui reste dans mon assiette, c'est du vrai gaspillage* ou *C'est bien trop bon, je ne peux pas arrêter, même si je sais que je n'ai plus faim* ou *Je veux profiter au maximum de tous ces plats alléchants offerts pendant les vacances ou chez des amis*. Si oui, voilà les excuses que tu te donnes pour ne pas écouter ton corps. Tu es habitué à contrôler ton alimentation – comme tu essaies de contrôler ta vie – depuis si longtemps, que ça effraie ton ego de réaliser que tu veuilles dorénavant être ton propre maître, ce qui signifie écouter ton corps au plan physique. Il ne croit pas que tu puisses assumer les conséquences de cette décision et il est persuadé que tu souffriras trop en faisant fi de toute compensation psychologique à travers la nourriture. C'est pourquoi tu dois vivre l'expérience, afin de rassurer ton ego du fait que oui, tu peux assumer les conséquences, sans nécessairement avoir à trop souffrir de cette décision. Tu dois surtout réaliser que **la souffrance associée au fait d'ingérer des aliments non nécessaires à ton corps est devenue plus forte que celle associée au manque de la compensation psychologique.**

Un moyen que tu peux utiliser, lorsqu'il t'est difficile d'en laisser dans ton assiette, est d'imaginer que tu envoies dans l'invisible ces bons restes à quelqu'un dans le monde qui en a besoin. Je suis tellement convaincue que toute intention de notre part est immédiatement mise en mouvement par l'énergie universelle, qu'à cet instant même, quelqu'un dans le besoin trouvera ou se verra offrir de la nourriture.

Une autre question que plusieurs se posent *Est-ce que je dois manger aussitôt que je sens la faim ?* Il est vrai que lorsque nous sommes de nouveau aptes à sentir la faim véritable, celle-ci se manifeste très rapidement. Il est préférable de ne pas attendre trop longtemps après les premiers signes de la faim. Pourquoi ? Parce que le corps va croire que tu veux le priver et se placera en mode de prévention. Il voudra garder ses réserves.

On peut comparer cette situation à l'appel du corps d'éliminer. Nul besoin de courir aux toilettes, mais il est préférable d'y aller aussitôt que possible. Ceux qui attendent au dernier moment ne sont pas à l'écoute de leur corps. Ils le torturent inutilement – comme ils se torturent dans leur quotidien. Si tu te reconnais dans ce que je viens d'énoncer, tu as dû remarquer combien tu es devenu graduellement insensible à l'appel de ton corps, et il est fort probable que tu souffres de constipation.

En fait, il est préférable de manger plusieurs fois par jour que de te priver quand tu as faim. Ça semble paradoxal d'affirmer que manger de cette façon résultera dans le fait de moins grossir plutôt que de se contrôler, mais c'est un constat. J'ai remarqué, lors des ateliers, que certaines femmes se présentent avec une réserve de nourriture, par exemple des noix, des barres nutritives, etc., qu'elles consomment à quelques reprises durant la journée. Pas de grandes quantités, mais elles semblent manger souvent. Et pourtant, ces femmes n'ont aucun problème de poids. Ce qui est important, c'est d'être sûr d'avoir reçu le signal de ton corps quand celui-ci semble être affamé. Manger plusieurs fois par jour peut aussi s'avérer une dépendance ou une habitude. Avec de la vigilance, toi seul pourras le détecter.

Si tu es du genre à arrêter de manger avant que ton corps ne te signale la satiété, tu dois ressentir de nouveau la faim assez rapidement, n'est-ce pas ? Il est préférable de le nourrir, si c'est le cas, et non de te contrôler en te disant qu'il ne faut pas manger entre les repas. Tu sais comme moi que toute personne qui se contrôle dans la nourriture finit par perdre ce même contrôle dans un autre domaine, tel que crier pour un rien, pleurer sans être en mesure de t'arrêter, dramatiser une situation anodine, etc.

Manger ce que tu aimes

Je ne peux tout de même pas toujours manger ce qui me chante. J'aime plein de choses qui font grossir, qui sont grasses ou très salées, qui me donnent des boutons, qui sont difficiles à digérer... Est-ce que ces phrases te sont familières ? Si oui, je ne serais pas surprise car j'ai souvent entendu ce genre de commentaires. Cette façon de penser est soutenue par ceux qui croient qu'il faut tout de même se contenir et avoir un certain contrôle car sinon, ce serait considéré comme du « laisser-aller ».

As-tu remarqué ce que le contrôle a occasionné jusqu'à maintenant ? Au fil des ans, as-tu réussi à cesser de te sentir coupable après avoir succombé à la tentation, alors que tu étais incapable de te retenir ? La réponse est non, n'est-ce pas ? Je n'ai encore rencontré personne qui ait pu répondre oui à cette question. Tu as sûrement réalisé ceci : plus tu dis que tu ne dois plus faire telle chose, ou encore que tu devrais accomplir ceci ou cela, et plus tu continues à te sentir coupable, en plus d'être incapable de réaliser ce que tu veux. C'est sans doute le cercle vicieux le plus courant au monde.

On croit qu'en se sentant coupable, la petite voix – l'ego – dans notre tête cessera de répéter : *ce n'est pas bien*. Hélas, c'est le contraire qui se manifeste. Alors que faire ? Ce que je suggère va t'étonner. Choisis un aliment que tu aimes particulièrement et manges-en autant et aussi souvent que tu le désires, même à tous les jours. Prends le temps en premier d'avertir ton corps du fait que tu procèdes à une expérience. Que tu veux parvenir à te donner le droit de manger ce qui te chante et reconnaître si un aliment est nuisible ou non pour ton corps, c'est-à-dire quand tu auras vraiment senti et expérimenté ces effets par toi-même. Combien de personnes affirment que tel aliment est nuisible, alors qu'elles n'ont jamais vécu ce genre de conséquence. Elles sont convaincues de cette théorie, du fait qu'elles en ont entendu parler et ont accepté de croire ce que les autres croient.

Tu dois néanmoins tenter de vivre ton expérience à fond. Je te signale que si tu la vis sans culpabilité, tu ressentiras et sauras dans très peu de temps si cet aliment s'avère nuisible ou non pour toi. En fait, ton objectif est d'arriver à prendre la décision d'arrêter ou de modérer cet aliment, seulement parce que ce n'est plus intelligent pour toi de te faire du tort et non parce que c'est mal. Aussitôt que tu cesses un comportement en raison d'une petite voix qui te dit que tu dois arrêter, que ce n'est pas correct, cela devient du contrôle, et ainsi, ce n'est pas toi – ton cœur – qui décide, mais plutôt ton ego, celui qui entretient le bien et le mal en toi.

Si tu te retrouves en position de perte de contrôle, sans pouvoir t'arrêter, voilà une indication que tu te sens encore coupable. Si ça s'avère trop difficile pour toi de faire cet exercice sans culpabilité, juste à titre d'expérience, tu peux recommencer avec un autre aliment en te rappelant toutefois qu'un jour, tu devras y revenir. Personne ne peut le faire à ta place. Toi seul peux arriver à transformer ta façon de penser face aux choses que tu aimes. Tu procèdes ainsi en faisant l'expérience avec un aliment à la fois.

Tu n'as rien à perdre à essayer cette nouvelle attitude et adopter ce nouveau comportement car auparavant, même si tu cherchais à te contrôler, tu retombais sans cesse dans la perte de contrôle. De plus, tu auras peut-être l'agréable surprise de découvrir que ce que tu croyais être un aliment nuisible s'avère possiblement faux, que ton corps est d'accord et a peut-être même besoin de cet aliment.

Un jour, une dame me racontait ce que sa mère lui disait lorsqu'elle était adolescente : *Si tu veux mincir, c'est bien simple, tu n'as qu'à arrêter de manger TOUT ce que tu aimes.* Tu peux imaginer que cette dame a éprouvé un problème de poids et de culpabilité toute sa vie. Aussitôt qu'elle savourait quelque chose, la petite voix dans sa tête lui rappelait sans cesse, tel un enregistrement, qu'elle allait grossir.

Voilà une autre croyance qui nous empêche de manger ce qui nous fait plaisir.

Toute croyance doit être entretenue seulement si elle est bénéfique pour soi. Aussitôt qu'on se rend compte que de croire à quelque chose nous complique la vie, nous empêche d'être bien, libre et d'écouter nos besoins, nous savons dès lors que cette croyance n'est plus intelligente pour nous. Donc, **tu n'as pas à te demander si ce que tu crois est véridique ou non, mais plutôt si les croyances que tu entretiens te rendent heureux ou non et t'apportent les résultats désirés.**

Chaque croyance crée de nouvelles connexions au cerveau. Et plus cette croyance procure de l'emprise sur toi, plus la connexion s'avère importante. Nos façons de penser, nos actions et nos réactions sont pour la plupart des automatismes. Te rends-tu compte du nombre de fois que tu agis sans penser, sans réfléchir ? Il est vrai qu'il nous arrive d'écouter nos besoins et de demeurer spontanés, mais nous sommes néanmoins plus portés à écouter notre ego plutôt que notre cœur. Ce n'est même pas nous qui dirigeons notre vie. Fais-tu partie de ceux qui aspirent un jour être le maître de leurs actions et réactions, de leurs pensées, de leurs décisions ?

Pour y parvenir, tu dois commencer par accepter que pour l'instant, il arrive souvent que ce ne soit pas toi qui diriges ta vie. Ensuite, tu prends la décision qu'à partir de maintenant, tu veux développer de nouvelles habitudes qui seront bénéfiques pour toi.

Ça prend au moins trois mois pour créer une nouvelle habitude ou instaurer une façon d'agir ou de penser différente. Ce qui, en résumé, laisse le temps nécessaire au cerveau pour créer une nouvelle connexion et s'ajuster à de nouvelles données, enrayant ainsi l'ancien automatisme. Le fait de s'accorder plusieurs choix pour une même situation nous aide à développer notre discernement et à ne plus agir comme des robots.

Supposons que tu sois le genre de personne qui, chaque fois qu'elle passe à côté d'un bol contenant des bonbons, ne peut s'empêcher d'en attraper une petite poignée, soit au restaurant, dans une salle d'attente, chez grand-maman, en dégustation au supermarché… Jusqu'à maintenant, tu as créé l'automatisme d'en prendre une petite poignée, d'en mettre un dans ta bouche et enfouir les autres dans ta poche ou ton sac pour les « au cas où ».

Pour commencer, tu décides d'en prendre autant que tu veux, en choisissant de croire que ce comportement n'est plus « mal ». Ensuite, tu trouves d'autres façons d'agir dans cette même situation. Parfois, ne rien prendre, à une autre occasion n'en saisir qu'un ou plusieurs et les manger tous, parfois en manger un et offrir le reste à quelqu'un d'autre, et enfin peut-être décider de les envoyer à la poubelle en visualisant que tu envoies du sucre à quelqu'un qui en a vraiment besoin, à quelque part dans le monde. Ainsi, tu es en mesure de t'apercevoir qu'il y a plusieurs façons de gérer un même incident et tu deviens le maître de la situation.

Si tu es de ceux que le mot *tricher* fait partie de son vocabulaire ou encore que tu y penses souvent, ce serait une bonne idée de transformer cette habitude. Aussitôt que le mot « tricher » te monte à l'esprit, tu viens d'apprendre que tu te sens coupable. Voilà un autre cercle vicieux qui commence. Puisque tu te sens coupable d'avoir triché, il est presque assuré que tu continues à manger cet aliment pour te punir davantage, parce que tu te détestes lorsque tu agis ainsi. Il arrive aussi que certains s'accusent de « tricher » alors que leur corps avait vraiment besoin de cet aliment. Mais le fait de se culpabiliser fait en sorte qu'ils en mangent plus que nécessaire.

Après avoir triché, tu te promets de ne plus recommencer, croyant que c'est le moyen de faire cesser ton envie. Toutefois, c'est tout le contraire qui se produit. Plus on se dit qu'on ne recommencera plus, plus on recommence. Voilà pourquoi il y a autant de culpabilité dans ce monde. On croit qu'en se sentant très coupable, on ne recommencera plus, que c'est une indication que l'on est une bonne personne, que ceux qui ne se sentent pas coupables sont des indifférents.

Le seul moyen pour parvenir à transformer un comportement est l'acceptation. C'est-à-dire se donner le droit d'avoir des limites, au lieu de s'accuser ou de se faire la morale et engendrer des promesses irréalistes. L'acceptation est un lâcher-prise. **Plus on lâche prise, plus ça change. Plus on veut contrôler, moins ça change.**

Manger ce que tu n'aimes pas

Je viens d'évoquer le fait qu'il nous arrive souvent d'aimer quelque chose, tout en sachant ou en croyant que notre corps n'en a pas besoin. Il peut aussi arriver qu'on mange quelque chose qui nous déplaise. Par la suite, on se demande pourquoi on a choisi d'ingérer quand même cet aliment.

Ce genre de situation se produit régulièrement lorsque nous voulons nous récompenser à la manière de notre maman ou d'une autre personne qui jouait ce rôle. Il arrive fréquemment que les parents récompensent leurs enfants avec de la nourriture, sans vérifier si c'est à leur goût. Par exemple, un morceau de gâteau aux carottes ou au fromage, alors que l'enfant n'aime pas ce dessert.

Or, puisque celui-ci perçoit qu'il reçoit une récompense grâce à cet aliment, il s'efforce de le manger car il se sent aimé, accepté, reconnu par sa maman. Il le mange, non pas parce qu'il goûte bon et qu'il l'aime, mais bien pour le plaisir psychologique associé à cet aliment.

En remplissant ton registre journalier, si tu te rends compte de ce fait, prends le temps de te remercier d'en être devenu conscient, et prends la décision que tu peux te récompenser à l'avenir d'une autre façon. Tu n'as plus besoin de rechercher la récompense ou l'approbation de maman. C'est bel et bien ton approbation qui compte désormais, qui fait toute la différence en toi.

Il y a de plus ceux qui continuent à manger un aliment en dépit de s'être aperçus qu'ils n'aiment pas cet aliment. Ça peut être au restaurant ou dans la situation où quelqu'un d'autre leur a offert cet aliment. C'est le genre de personne qui, à son propre détriment, éprouve la peur de blesser ou de déranger les autres.

Si tu te vois dans cet exemple lorsque tu remplis ton registre, sache que tu fais la même chose dans les autres domaines de ta vie. Dans la colonne Lien, trouve la situation où tu as eu de la peine ou de la difficulté à exprimer ton mécontentement ou à dire que tu n'aimes pas quelque chose, par peur de déplaire ou de blesser l'autre personne. Tu deviens donc conscient d'une nouvelle situation où tu dois apprendre à t'aimer davantage. C'est ta peur qui t'influence à donner à ton corps quelque chose dont tu n'as pas besoin et, en plus, qui ne plaît même pas à tes papilles gustatives. En exprimant ton besoin à l'avenir, tu découvriras que la plupart du temps, ça ne blesse ou ne dérange aucunement les autres personnes. Tu arriveras ainsi à lâcher prise de ta peur.

Allergies et intolérances alimentaires

Il y a un phénomène qui se passe en ce moment dans plusieurs pays et qui peut s'avérer très révélateur pour de nombreuses personnes. Il s'agit de l'augmentation considérable d'allergies et d'intolérances alimentaires. Ce phénomène se développe souvent en bas âge et peut se poursuivre longtemps, voire toute une vie, ou encore commencer à se manifester à l'âge adulte.

Une allergie génère des conséquences plus nuisibles – parfois même plus dangereuses – qu'une intolérance alimentaire. Voici la différence entre les deux malaises. Une **allergie alimentaire** consiste en une sensibilité provoquée par une réaction du système immunitaire à une protéine particulière se trouvant dans un aliment. Cette réaction en chaîne est donc responsable de symptômes, tels que problèmes respiratoires sérieux et/ou affections cutanées.

Une **intolérance alimentaire** consiste en une sensibilité alimentaire qui n'entraîne pas de réaction immunitaire chez l'individu. Elle est davantage susceptible de se manifester dans le système gastro-intestinal, et elle est habituellement causée par une incapacité de digérer ou d'absorber certains aliments ou certains composants de ceux-ci.

Les mots utilisés pour décrire ces deux conditions parlent d'eux-mêmes. Allergie… sensibilité… réaction… intolérance… affection… incapacité de digérer.

Ceux qui décident de faire abstraction d'un certain aliment, croyant que leur corps refuse de le digérer ont grand intérêt à utiliser ce phénomène pour se connaître davantage. En réalité, ce n'est pas l'aliment qui est difficile à digérer, c'est une autre personne. Tout comme on peut se retrouver allergique à une autre personne.

Si c'est ton cas, en prenant le temps de te demander : *Qu'est-ce que cet aliment représente pour moi?* ou ce à quoi il te fait penser, tu peux arriver à découvrir d'importantes émotions enfouies en toi qui attendent impatiemment d'être découvertes, et ce, afin que tu puisses t'en libérer.

Par exemple, je connais une dame qui ne digérait pas les concombres. Ce n'est que quarante ans plus tard qu'elle a enfin pu faire le lien entre le concombre et les abus sexuels vécus dans sa jeunesse. Le concombre lui rappelait une image éprouvante des gestes que son père lui faisait subir. Dès qu'elle a été en mesure d'effectuer le pardon véritable, elle a pu sans difficulté manger des concombres à nouveau.

Dans mon cas, je ne pouvais avaler aucun potage qui contenait des tomates. Je courais le vomir aux toilettes à chaque fois où je tentais à nouveau d'en reprendre. Ma mère, qui ne comprenait pas la source de mon aversion envers les tomates, insistait pour que je me réessaie de temps à autre. Un jour, j'ai enfin réalisé que ce genre de potage me rappelait les religieuses qui m'obligeaient à en consommer plusieurs fois par semaine, alors que j'avais été placée en tant que pensionnaire à l'âge de cinq ans. Leur potage, selon moi, goûtait le savon de vaisselle. J'avais des haut-le-cœur et je pleurais chaque fois qu'elles me forçaient à en manger. Des années plus tard, j'ai dû faire un processus de pardon et d'acceptation envers ces religieuses.

Toutes les formes d'allergie alimentaire peuvent être associées à un incident qui a éveillé l'une ou l'autre de nos blessures d'enfance. Ce phénomène se manifeste davantage chez les gens qui sont hypersensibles – qui se laissent affecter facilement par les autres – ; ils sont souvent réactifs et intolérants. Voilà pourquoi ces gens ont la critique facile, que celle-ci soit exprimée ou non. Ils digèrent donc difficilement ceux envers qui ils sont intolérants. Être allergique à une autre personne signifie qu'on ne peut s'en passer, on recherche sa présence, et en même temps, on ne peut la tolérer et on la critique ouvertement.

Je suggère à ceux qui souffrent d'une allergie depuis leur plus tendre enfance de faire un décodage[2]. On peut croire qu'à l'âge d'un an, on ne peut être allergique à une autre personne. C'est faux. Dès la naissance, bien qu'inconsciemment, nos blessures jouent un rôle et sont activées par nos proches et, par conséquent, nous vivons des émotions. C'est trop facile de

---

2   La technique de décodage est enseignée dans le livre Ton corps dit: Aime-toi!, édité par Les Éditions ETC.

croire que notre corps réagit simplement parce qu'il n'aime pas un aliment ou que c'est son système qui le refuse. On doit se rappeler que toute réaction physique est un symbole d'une réaction psychologique.

On sait qu'on n'aime pas un aliment aussitôt que nous y goûtons et le mastiquons. Nous devons donc choisir de ne plus en manger par amour pour soi. Si tu te retrouves avec une réaction suite à l'ingestion d'un aliment avarié, celle-ci se manifeste pour attirer ton attention sur le fait que tu aurais dû immédiatement t'en apercevoir aussitôt que tu as goûté à la première bouchée. Si tu as quand même tout mangé, c'est signe que tu fais la même chose dans ta vie. Tu te laisses influencer par des pensées ou des personnes qui cherchent à empoisonner ta vie en ce moment.

Comme tu peux le constater, on retrouve toujours un lien entre ce qui se passe au plan physique et les autres plans. Rien n'est laissé au hasard. Une fois ce fait bien compris et accepté, il est beaucoup plus facile de découvrir par la suite d'autres aspects de soi inconscients. Nous verrons dans le dernier chapitre comment gérer ces émotions, grâce à l'alimentation.

Peur d'avoir faim

Fais-tu partie de ceux qui s'assurent de toujours manger ses trois repas par jour – et bien copieux – par peur d'avoir faim entre les repas ? Ou es-tu le genre de personne qui apporte très souvent de la nourriture avec en quittant la maison par peur d'avoir faim ? Je connais bien des gens qui affirment se sentir faibles lorsqu'ils ont faim. C'est beaucoup plus la peur de sentir une faiblesse qui est en cause. Elle peut être assez forte pour provoquer un sentiment de manque d'énergie alors qu'il est très rare qu'une personne n'ait pas assez de réserve pour la faire tenir jusqu'au prochain repas. Ce genre de faiblesse est vécue seulement quand on se trouve en grand manque de nourriture (par exemple l'anorexique) ou en profond déficit d'un élément nutritif important. Voilà une autre occasion pour apprendre à lâcher-prise face à une peur.

Il est vrai que j'ai mentionné plus tôt qu'il est possible certains jours que notre corps préfère plusieurs petits repas et que d'autres jours, un ou deux bons repas s'avèrent suffisants. L'attitude idéale à adopter est celle de décider que tu as le droit de manger de n'importe quelle façon, que tu n'as de comptes à rendre à personne et que ce sera seulement toi qui auras à assumer les conséquences de tes décisions.

En sachant que tu as le droit de manger autant de fois que tu le désires, il sera alors plus facile de ne pas te sentir obligé de consommer de gros repas. Car tu sauras que si jamais la faim se fait sentir plus tard, tu peux toujours manger un petit quelque chose.

Au début, je te suggère de continuer d'avoir en ta possession quelque chose. Par contre, il est important de choisir ce « quelque chose ». Des petits bonbons à sucer ou une boîte de petits gâteaux n'aideront sûrement pas à assouvir ta faim d'une façon bénéfique. Il serait préférable de te procurer des aliments qui offrent un bon apport énergétique, comme des amandes naturelles par exemple.

Peu à peu, tu apprendras que ce genre de faim n'est pas sérieux. Tu n'auras plus besoin de toujours grignoter par peur de te sentir mal si tu as trop faim. Cependant, n'oublie pas de rappeler à ton corps de ne pas s'inquiéter, que dès que tu en auras la possibilité, tu vas le nourrir. Ton intention n'est pas de le mettre à la diète ni de lui faire croire que la famine est arrivée ou s'en vient.

Variété d'aliments

J'ai remarqué, avec les années, que la plupart des gens s'habituent à une certaine alimentation et oublient d'expérimenter d'autres variétés plus récentes. Si c'est ton cas, il est fort probable que tu aies aussi de la difficulté à dire oui aux nouvelles situations qui se présentent dans ta vie, et surtout celles qui sont hors de ton contrôle.

Le fait d'oser goûter à au moins un nouvel aliment chaque semaine peut avoir des répercussions très surprenantes pour toi. Es-tu prêt à t'ouvrir à de nouvelles expériences dans ta vie, t'aidant ainsi à développer ton discernement ? Alors, pourquoi ne pas commencer dans le domaine de l'alimentation ? Non seulement ton corps sera heureux de cette initiative, mais il en résultera un avantage supplémentaire : celui de développer tes papilles gustatives.

Il est possible que certaines personnes soient réticentes à goûter à de nouvelles choses du fait qu'étant jeunes, ce qu'on leur proposait de nouveau était soit mal apprêté ou de mauvaise qualité. Ce n'est plus le cas aujourd'hui puisque c'est toi qui as la liberté de choisir la qualité de l'aliment que tu souhaites expérimenter.

Au fur et à mesure que tu goûteras à un nouvel ingrédient, et ce, au moment où tu as faim et en mastiquant bien, tu sauras immédiatement si ton corps aime ce choix. En cas d'incertitude, rien ne t'empêche d'y revenir plus tard.

S'alimenter d'une façon naturelle

Il est de plus en plus difficile de se nourrir d'aliments naturels, car on absorbe toujours plus de produits chimiques, et ce, sans nous en rendre compte la plupart du temps, ce qui intoxique notre corps – en plus de tout ce que nous respirons et qui est absorbé malgré nous par ce dernier. Ce phénomène s'est grandement accéléré depuis la Deuxième Guerre Mondiale, suite à des changements majeurs s'étant produits dans les pays industrialisés. Même les enfants qui ont été habitués, dès leur naissance, à manger d'une façon naturelle, se retrouvent avec cette difficulté à partir de l'adolescence. Ils se laissent tenter par la malbouffe.

L'agriculture s'est complètement transformée en raison d'une grande quantité de pesticides. L'élevage des animaux, n'étant plus naturel, nous transfère des produits toxiques dont notre corps n'a pas besoin. Par exemple, on nourrit les animaux avec des acides gras très riches en oméga-6 et très peu en oméga-3. Pourtant, ces derniers sont essentiels au corps humain car celui-ci ne peut les fabriquer. Les animaux (que j'appelle les animaux heureux) qui s'alimentent naturellement – d'herbe dans les champs par exemple – produisent une quantité égale d'oméga-6 et d'oméga-3.

Cela signifie que lorsque nous mangeons la chair ainsi que les produits de ces animaux heureux, comme le lait et les œufs, nous disposons d'une alimentation équilibrée. Toutefois, lorsque nous mangeons la chair des animaux qui proviennent d'élevage modernisé, devenu « normal » au lieu de naturel, nous affectons l'équilibre de notre corps. Nous le gavons en conséquence de produits qui encrassent notre système. Plusieurs chercheurs en sont venus à la conclusion que ces acides gras riches en oméga-6, que nous retrouvons non seulement dans la viande mais également dans les huiles, s'avèrent la cause principale – du point de vue scientifique – de l'important fléau d'obésité dont les pays industrialisés souffrent davantage.

Voilà une raison suffisante pour décider de choisir des aliments le plus naturels possible. Il y a de bons livres à cet effet ainsi qu'un vaste choix toujours plus grandissant d'endroits où se procurer ces aliments. Cette allusion n'est pas une invitation à devenir végétarien. En effet, « naturel » ne veut pas nécessairement dire « végétarien ». Si ton corps te réclame de la viande, du lait, des œufs, le fait de lui procurer des aliments bios crée une grande différence. Au lieu de me croire, je préfère que tu l'expérimentes. Si tu manges de la viande provenant d'animaux élevés et nourris naturellement pendant au moins trois mois, vérifie la différence que cela produit sur ton attitude et ton comportement, en comparant les effets récoltés lorsque tu manges des produits d'animaux remplis de peurs, de colère et de rage – suite aux traitements infligés par certains producteurs – en plus de ce qui se passe à l'abattoir.

Manger naturel et bio est avant tout un acte d'amour envers soi-même. Comme on sait que nos trois corps ne peuvent être dissociés, notre vie en général se trouve donc affectée en s'alimentant de cette façon. Si tu prends la décision de t'alimenter d'une façon plus naturelle à partir de maintenant, tu découvriras qu'il te sera plus facile d'être équilibré aux plans émotionnel et mental, que tu pourras vivre librement selon ta propre nature, conformément à ce que tu es maintenant et ce que tu veux être.

Même avec la meilleure volonté au monde de vouloir vivre dans un environnement naturel, il est impossible de nos jours de ne pas être exposés à des produits chimiques, lesquels nous sont imposés à notre insu. Voilà pourquoi il est important que nous fassions notre part aussi souvent que nous le pouvons, afin d'aider notre corps. Chaque fois que tu donnes à ton corps des aliments non naturels, ces derniers affaiblissent ton système. Tu te rends compte alors que tu as également des façons de penser, des croyances qui t'affaiblissent en général.

L'exercice physique pour détoxiquer le corps

Un moyen très recommandé pour t'aider à détoxiquer ton corps est l'exercice physique. Même si tu prends la décision de manger naturel et bio, toutes ces toxines qui se sont accumulées dans ton corps ont besoin d'être éliminées.

Le stress, même s'il est psychologique, s'avère un facteur qui affecte notre corps de façon importante, car il contribue à accumuler des toxines. Tout stress est associé à de la peur. Dès que nous avons peur, les glandes surrénales produisent de l'adrénaline qui a la propriété d'aller chercher l'énergie nécessaire dans les tissus et organes pour nous aider à faire face à cette peur. Dès lors, tout s'ensuit, le cœur bat plus rapidement, notre respiration s'accélère, notre pression sanguine s'élève, etc. Puisque la peur n'est pas réelle, c'est-à-dire qu'il n'y a pas un réel danger pour notre vie, – elle est donc imaginaire –, cette énergie n'est pas utilisée physiquement pour nous défendre et reste coincée dans notre corps, affectant ainsi tout notre système.

Le fait d'adopter une activité physique régulière – au moins quatre ou cinq fois par semaine – est une façon d'aider ton corps à se libérer de ce surplus de toxines. D'ailleurs, c'est un des besoins primaires du corps. Donc grâce à l'exercice physique, tu aides non seulement à détoxiquer ton corps mais tu renforces ce dernier à écouter un besoin important, d'autant plus qu'une activité physique est un excellent moyen pour se défouler. Passer une journée assis à un bureau et s'écraser par la suite devant la télé n'est pas naturel. Le corps crie AU SECOURS.

Je reconnais que se lever plus tôt le matin ou après une journée de travail éreintante, la décision d'aller marcher, faire du vélo ou un sport quelconque n'est pas toujours facile à adopter. Par contre, ce n'est que la minute nécessaire à se décider qui s'avère la plus difficile. Une fois dans le feu de l'action, nous sommes fiers de notre décision. Nous pouvons sentir à quel point notre corps est heureux.

Si tu es du genre à avoir de la difficulté à te discipliner et que tu oublies rapidement tes bonnes dispositions, au lieu de te taper sur la tête, de te culpabiliser, donne-toi le temps nécessaire pour que ça devienne une habitude bien ancrée en toi. Bien souvent, ceux qui lâchent en cours de route sont ceux qui, au début, s'en demandent trop. Tu peux commencer à raison de deux jours par semaine pendant un mois et augmenter graduellement au rythme d'un jour par semaine tous les mois. Ce sera ainsi moins drastique et plus encourageant.

Il est aussi recommandé d'essayer différents exercices physiques, que ce soit du yoga physique ou par le biais d'appareils de conditionnement, afin de découvrir ceux qui te plaisent le plus. Varier les mouvements ou choisir des appareils distincts est en soi une bonne idée, du fait que chaque exercice sollicite des muscles différents. On sait cependant que la marche demeure l'exercice par excellence, car elle fait bouger presque tous les muscles du corps et procure par la même occasion un massage à tes organes internes. Cette marche se doit d'être toutefois assez rapide en ayant les mains libres et en laissant les bras se balancer. En plus, si tu prends le temps d'être conscient de ton inspiration et de ton expiration durant la marche, tu ajoutes un bénéfice additionnel à ton geste. En effet, l'air que l'on respire contient une forme d'énergie subtile nommée *prana* qui consiste en une nourriture naturelle dont le corps physique ainsi que les corps subtils – émotionnel et mental – ont besoin. Ce *prana* peut même contribuer à réduire la faim, en plus d'être non calorique !

Il est maintenant connu que les activités physiques provoquent dans le cerveau la sécrétion d'hormones appelées endorphines. Les propriétés de ces dernières sont comparables à celles de la morphine. Elles sont relaxantes, donc excellentes pour contrer les peurs et le stress, en plus d'être stimulantes et énergisantes.

Un autre avantage à l'exercice est la présence de la communion intime avec ton corps grâce à l'attention que tu lui procures. Celui-ci aura beaucoup plus envie de collaborer avec toi, par exemple, t'indiquer d'une façon plus claire et précise si tu as vraiment faim, ce dont tu as besoin au moment où tu as faim et à quel moment il est rassasié.

S'il advenait qu'il te soit impossible de faire de l'exercice ou une activité physique et que, de plus, tu sentes ce jour-là beaucoup de tension, de stress, tu peux utiliser le moyen suivant : tu trouves un endroit – ce peut être un coin chez toi – où tu peux crier, frapper un coussin, pleurer tant que tu veux. Donne-toi environ dix minutes pour le faire et, par la suite, tu dis d'une voix ferme et pleine de force C'EST ASSEZ. Il te sera plus facile par après de faire une introspection et de découvrir quelles sont les peurs en toi – et pour toi – qui ont apporté et provoqué autant de stress. Comme tu peux le constater, il y a plusieurs façons de lâcher prise envers bien des choses inutiles dans notre vie.

La respiration

Prendre le temps de bien respirer est aussi un facteur important pour aider à lâcher prise. Pendant que tu lis ce livre, as-tu remarqué que tu n'es pas vraiment conscient de ta respiration ? Tu laisses assurément entrer l'air dans tes poumons d'une façon involontaire. Ce phénomène se produit presque toute la journée. Nous sommes tellement pris par nos activités que nous oublions cette fonction vitale. Même si la respiration est une fonction du corps totalement autonome, elle est aussi facilement contrôlable par la volonté. Voilà pourquoi il est bon d'utiliser tous les moments où cela s'avère possible pour prendre le temps de bien inspirer et expirer.

Quand on parle de bien respirer, il ne s'agit pas de prendre de longues inspirations, car ceci pourrait provoquer un problème d'hyperventilation. Quelques longues inspirations et expirations sont suggérées seulement pour se détendre. Être conscient de ta respiration signifie observer l'air qui entre dans tes poumons, suivre son mouvement – et non le forcer – jusqu'à ce que tu sentes tes côtes se dilater. Tu sais ainsi que l'air a rempli correctement tes poumons. Tu sens ensuite tes côtes se contracter lorsque l'air est expiré.

Cette respiration salutaire apporte plusieurs bienfaits, tels t'aider à être plus calme, plus en contact avec ton corps ainsi qu'à développer plus d'aptitudes à écouter tes besoins. Il est impossible de s'intérioriser véritablement si on respire très peu. Pratique-toi à être conscient de ta respiration aussi souvent que possible… en conduisant ton auto, en attendant dans une file à la banque ou au supermarché… et peu à peu, tu seras davantage maître de ta respiration.

En outre, lorsque tu absorbes des aliments, le fait d'inspirer et d'expirer consciemment au moins une fois entre chaque bouchée t'aidera à détecter le moment où tu n'as plus faim. Lorsque tu rempliras ton registre journalier à la fin de chaque jour, pourquoi ne pas y ajouter le nombre de fois où tu as été conscient de ta respiration.

Lumière, énergie et remerciement

Chaque fois que tu ingères de la nourriture, c'est une bonne idée de visualiser cet aliment baignant dans la lumière. Cela aide à dynamiser tout ce que tu ingères. En fait, tu n'as pas besoin de croire à cet énoncé. Quand j'ai commencé à pratiquer cette nouvelle habitude, je n'avais aucune idée de ses bienfaits. Je me suis alors dit *Qu'ai-je à perdre ?* Quand tu apprends quelque chose qui n'est pas susceptible de te faire de tort et qui a plutôt de fortes chances d'être bénéfique pour toi, pourquoi ne pas y adhérer ? Je reconnais le fait que j'ai beaucoup plus d'énergie que la moyenne des gens de mon âge et je l'attribue, en grande partie, à toutes ces bonnes habitudes que j'ai acquises au fil des années.

J'utilise cette méthode surtout lorsque je suis au restaurant ou que je consomme des aliments qui ne sont pas très naturels, dans des circonstances où je n'ai aucun contrôle sur leur qualité. J'entoure mes aliments de lumière tout en disant à mon corps d'absorber seulement ce qui est bon dans ce que j'ingère et d'éliminer au plus vite ce qui n'est pas bénéfique pour moi.

Dans un même temps, le fait de remercier toutes les personnes qui ont contribué à la réalisation de cet aliment ou de ce plat, à partir de la semence jusqu'à la préparation, ajoute un autre élément très énergisant, car toute reconnaissance énergise la personne reconnue ainsi que la personne reconnaissante.

Si tu es en train de penser que tu ne pourras jamais te souvenir de ce qui est énoncé plus haut chaque fois que tu absorbes quelque chose, je comprends ton appréhension. Ça demande de la pratique avant que ça ne devienne une habitude. Toute bonne habitude ne peut qu'engendrer des conséquences formidables pour toi. Voilà une autre grande marque d'amour de soi. **Souviens-toi que tu reçois de l'amour de la part des autres au même degré que celui que tu te donnes.**

Commence par une habitude à la fois et lorsque celle-ci est bien implantée et qu'elle fait partie de toi,

174

tu peux donner suite à une autre. C'est comme apprendre à conduire une auto. Au début, ça demande des efforts pour penser à tout, mais peu à peu, ça devient facile. Tu réaliseras au bout du compte que ce réflexe ne requiert que quelques secondes à chaque repas. Un petit code personnel pourrait te faciliter la tâche. Par exemple, le mot AMOUR ou LUMIÈRE bien en évidence dans ta cuisine. Toutes les méthodes susceptibles de t'aider, en l'occurrence, sont précieuses.

Savoir si c'est bénéfique
pour soi

Quand tu as une envie soudaine de manger quelque chose qui est catalogué comme « non bénéfique » dans ton système de croyances, arrives-tu à reconnaître si ce goût qui monte en toi répond ou non à un besoin de ton corps ? Le seul moyen que je connaisse est de retarder cette envie pour quelque temps, de s'occuper à autre chose et si cette dernière est vite oubliée, c'est signe que ce n'était qu'un désir passager et non un besoin. Par contre, si le goût de cet aliment est toujours présent plusieurs heures plus tard, de grâce fais-toi plaisir et déguste-le avec amour.

Je recommande seulement de faire ceci lorsque tu as envie d'un aliment considéré « pas bon » pour toi, car je te rappelle que si tu as vraiment faim, il est mieux de manger tout de suite.

Même si ton corps n'en a pas vraiment besoin, cet aliment te sera bénéfique au-delà du physique. C'est probablement le seul moyen que tu connaisses de te récompenser à cette minute. En t'acceptant dans cette incapacité de te récompenser à ce moment-là d'une autre façon, tu arriveras à le faire beaucoup plus vite. Autrement, si tu n'écoutes pas ce goût persistant et que tu te retiens, tu sais que tu perdras le contrôle à un moment ou l'autre.

Si tu es parmi ceux qui cherchent à satisfaire tous leurs moindres désirs et caprices sur-le-champ, sans vérifier s'ils en ont besoin, dans différents secteurs de leur vie, tu dois aussi faire partie de ceux qui exigent immédiatement ce dont ils ont envie de manger. Ce genre de comportement est souvent influencé par un manque affectif.

Comment arriver à faire preuve de plus de discernement pour savoir si un aliment est bénéfique ou non ? En te donnant le droit de tout expérimenter, de manger et de boire ce qui te chante tout en étant conscient de ce qui se passe en toi, et surtout faire fi de ce que les autres te racontent. Personne au monde ne peut vraiment savoir ce qui est bon ou non pour quelqu'un d'autre. Quelque chose peut être très bénéfique pour une personne et ne pas l'être pour une autre.

Un excellent moyen pour reconnaître si ce que tu t'apprêtes à ingérer est bénéfique pour ton corps – donc s'il en a vraiment besoin – est de bien mastiquer la première bouchée, la mastiquer jusqu'à ce que ça devienne complètement liquide. Il m'arrive parfois d'avoir vraiment envie de quelque chose et dès cette première bouchée bien mastiquée, l'aliment devient acide dans ma bouche ou dégage un goût désagréable. Je sais ainsi que cette envie ne répond pas à un vrai besoin. Il est plus facile par la suite de faire le lien avec cette fausse envie et ce qui s'y cache derrière.

Je te fais part d'un exemple personnel pour illustrer ce fait. Un jour que j'étais chez moi en fin d'après-midi, à la suite d'une période intense d'écriture suivie de quelques appels téléphoniques, j'ai eu un goût ardent de manger des croustilles. La première bouchée me laissa presque aussitôt un goût acide dans la bouche. Pourquoi donc avais-je éprouvé ce besoin ? La réponse m'est apparue en une fraction de seconde. J'avais vécu beaucoup d'impatience lors des appels téléphoniques. Je m'étais heurtée à des boîtes vocales qui m'offraient différents choix, lesquels s'avéraient inutiles pour mon besoin. Suite au dernier appel et après plusieurs périodes d'attente avec le même message de publicité, accompagné d'une voix qui nous invite à patienter, j'apprends qu'un transfert s'impose et pour une raison ou une autre, je dois recommencer cette longue litanie de messages. Bref, à bout de patience, j'ai fermé le combiné avec force. J'en avais assez et c'est à ce moment que je me suis retrouvée à la cuisine.

Ces croustilles, dont j'avais une irrésistible envie et que je croyais avoir vraiment besoin, avaient eu pour rôle d'apaiser ma colère. À ce moment, je ressentais le besoin immédiat de croquer dans quelque chose afin de compenser l'attitude croquante que j'aurais voulu avoir avec ces représentants. Je m'étais retenue avec ces derniers, sachant qu'ils n'y étaient pour rien, que ce genre de décision relevait de leur société. Je me suis retenue de plus parce que je me serais sentie coupable d'exprimer ma colère, sachant que ces gens qui travaillent au département du service à la clientèle sont en général des personnes patientes et très aimables. Il est donc difficile d'être sec et impatient avec eux, sans éprouver de culpabilité par la suite. Voilà d'où m'est venue cette envie de compenser par quelque chose de sec et croustillant dont je n'avais pas besoin.

Les fois où je mange ce genre de croustilles et qu'elles goûtent bon sont celles où je me donne le droit de compenser, et ce, sans culpabilité. Je te rappelle qu'écouter son corps ne signifie pas que nous donnons TOUJOURS à notre corps ce dont il a besoin. Écouter son corps et écouter ses besoins s'avèrent deux choses différentes. **Écouter son corps, c'est se servir de notre corps physique (et dans ce cas, notre façon de nous alimenter) pour devenir conscient de ce qui se passe à l'intérieur de nous. Écouter ses besoins, c'est savoir ce que nos trois corps (physique, émotionnel et mental) ont vraiment besoin.**

Ensuite, si nous vivons de la colère, de l'impatience, de la tristesse, de l'ennui, de l'agressivité, etc., nous sommes en mesure de découvrir notre degré d'acceptation de ces émotions en observant si nous vivons de la culpabilité dans notre choix d'aliments susceptibles de nous aider à compenser pour ces émotions et sentiments.

Prenons l'exemple d'une personne qui vit de la colère face à un collègue de travail. Elle arrive chez elle avec l'envie de se défouler dans quelque chose et elle se retrouve dans le contenant de crème glacée. Pendant qu'elle mange cette glace, si elle est consciente qu'elle n'a pas besoin de cet aliment, mais qu'elle a besoin de se défouler ainsi, elle saura arrêter avant d'avoir englouti le contenant car elle se donne le droit d'agir ainsi pour le moment. Si, en plus, elle dit à son corps qu'elle reconnaît le fait de n'avoir aucun besoin de cet aliment et qu'elle lui demande d'être assez indulgent pour éliminer ce dont il n'a pas besoin le plus rapidement possible, il n'y aura aucun effet nocif. Le fait de le remercier d'avance pour ce travail supplémentaire qu'elle lui impose indique de l'amour de sa part plutôt que de la culpabilité.

Je dois te prévenir par contre qu'il n'est pas toujours facile de savoir si on s'accepte véritablement. Ainsi, on peut se faire croire qu'on s'accepte sans que ce soit vraiment le cas. Comme pour la plupart des gens, on doit franchir plusieurs étapes au niveau de l'acceptation.

♦ La première, en général, consiste à se priver, à se contrôler, tellement on considère un certain comportement inacceptable.

♦ Ensuite, on pose ce geste mais en se sentant coupable par la suite.

♦ La troisième étape est de se faire croire qu'on s'accepte en niant notre culpabilité.

♦ Et enfin, on arrive à se donner le droit.

Ce n'est qu'après cette dernière étape que nous arrivons à maîtriser la situation. Je dis bien maîtriser et non contrôler. Nous savons que c'est de la maîtrise lorsque nous choisissons de faire un geste volontairement, en étant prêt à assumer les conséquences. Une façon de savoir si on s'accepte véritablement est d'observer l'attitude des autres face à soi. S'ils nous culpabilisent, s'ils nous jugent, c'est signe que nous nous sentons encore coupables.

Ceux qui ne parviennent pas au stade d'acceptation peuvent en arriver à souffrir de boulimie, d'anorexie ou d'hyperphagie. En effet, il y a une nette augmentation de ces troubles alimentaires, surtout dans les pays industrialisés. Quel est le lien entre ces problèmes plus sérieux – et même parfois très graves – et ce qui se passe au plan psychologique ? Si tu souffres d'un de ces problèmes, voici ce que tu peux apprendre sur toi…

Boulimie

La personne souffrant de boulimie vit régulièrement une sensation incontrôlable de faim, la conduisant à s'alimenter de manière fougueuse et excessive. Ensuite, elle se fait vomir, se purge ou fait de l'exercice d'une façon démesurée afin de maintenir son poids. Selon les statistiques, ce problème rejoint neuf femmes pour un homme.

J'ai mentionné au début du livre que notre façon de nous alimenter a un lien direct avec la relation avec notre maman, ou celle qui en a joué le rôle dès l'enfance. Si tu souffres de boulimie, ton corps te dit qu'une partie de toi est en manque profond de ta mère, au point que tu voudrais la bouffer pour bien l'intégrer en toi. Par la suite, tu la rejettes quand tu te fais vomir. Tu vis une grande contradiction intérieure. Et ce, probablement depuis que tu es très jeune. On peut retrouver dans ce problème de boulimie des situations de rejet et d'abandon pour toi ainsi que pour ta mère. Une partie de toi veut accepter ta mère telle qu'elle est – c'est ton cœur qui parle – et une autre partie veut la rejeter – c'est alors ton ego, la partie qui souffre qui prend le dessus. Tu agis ainsi avec les femmes dans ta vie, ainsi qu'avec toi-même si tu es de sexe féminin. Tu veux les accepter et en même temps, tu cherches à les rejeter. Tu te retrouves sans cesse en conflit. Quand tu veux accepter ta mère, tu as peur car tu ignores comment le faire ou tu crains les conséquences, et ainsi tu bascules dans le rejet. Puis, quand tu es en phase de rejet, tu ne te sens pas bien. Voilà pourquoi tu vis ce cercle vicieux.

Quelles que soient les raisons pour lesquelles tu as de la difficulté à accepter ta mère, ton problème de boulimie est un urgent message qu'il est grand temps pour toi de faire la paix avec elle, de l'accepter telle qu'elle est. Comme il y a une perte de contrôle dans ce problème de boulimie, trouve le lien avec le contrôle que ta mère détenait sur toi ou le contrôle que tu aurais voulu avoir sur elle. C'est comme si tu voulais la contrôler et en même temps la détruire.

Si tu vis toujours ce problème, ta mère et les femmes qui te rappellent ta mère ont le don d'éveiller ta souffrance et c'est ce qui te pousse à la boulimie. La frustration dans ta relation avec les femmes est souvent la cause d'une crise de boulimie. Cette dernière devient un automatisme et lorsque tu t'en rends compte, il est déjà trop tard. Au lieu de te sentir coupable, dis-toi que tu es victime de cette boulimie pour le moment et que peu à peu, tu arriveras à être ton propre maître ; que c'est au-delà de tes limites de régler ce problème dans l'immédiat. Dès que tu prendras la décision de faire la paix avec ta mère, le problème diminuera. Il s'agit de te décider et ensuite de passer à l'action.

Faire la paix avec ta mère signifie avoir de la compassion pour elle. Sache qu'elle a vécu la même chose avec sa mère, qu'elle a souffert au même degré que toi. Lui parler de tes sentiments pourrait assurément vous aider tous les deux. Quand je dis avoir de la compassion, je ne parle pas d'être d'accord avec tout ce qui s'est passé avec elle, ça veut dire te placer dans ses souliers et sentir qu'elle a les mêmes blessures que toi et que vous deux devez vous pardonner d'avoir eu un comportement de rejet l'un envers l'autre. Tu trouveras plus de détails au sujet de ce pardon dans le prochain chapitre. Quiconque rejette une autre personne ne fait pas nécessairement preuve de méchanceté. Il est tout simplement souffrant et ne connaît pas d'autres moyens pour gérer la situation à ce moment-là. Il a tellement peur de rejeter, que c'est exactement ce qu'il fait. Tu te souviens n'est-ce pas que plus on se promet de ne plus recommencer, plus on recommence.

Hyperphagie

L'hyperphagie se présente comme la boulimie, excepté que le sujet n'utilise pas un moyen pour rejeter l'importante quantité de nourriture qu'il vient d'absorber. Elle est plutôt caractérisée par un grignotage permanent ou par une prise alimentaire largement supérieure à la moyenne. Cette personne souffre donc d'un excès de poids, contrairement à celles qui sont boulimiques ou anorexiques. Ces dernières sont plutôt obsédées par la peur de prendre du poids.

Si tu te reconnais dans cette problématique, cela signifie que tu veux *bouffer* ta mère sans arrêt : tu n'en as jamais assez. Tu es sans doute très fusionnel avec elle. Par contre, la nourriture affective que tu reçois de ta mère n'est pas celle que tu recherches ou que tu t'attends d'elle. Tu te sens souvent insatisfait. Une partie de toi voudrait être moins dépendante de ta mère et une autre partie ne peut s'en passer. Cette attitude est inconsciente pour la plupart du temps car tu refuses de sentir ta souffrance vécue avec elle. Se peut-il que tu remplisses ton corps pour arriver à mieux sentir ce que tu vis avec ta mère ? Est-ce possible, de plus, que tu t'autodétruies à manger de cette façon parce que tu te sens coupable face aux accusations que tu portes (en pensée) au sujet de ta mère ? Ta présente façon de t'alimenter est là pour t'aider à devenir conscient de ce que tu vis avec elle.

J'ai connu un homme qui pouvait absorber une grande quantité de nourriture en l'espace de quelques minutes seulement. J'ai eu l'occasion de l'observer à quelques reprises alors que j'étais chez lui, sans qu'il ne se rende compte que je pouvais l'observer à distance. Si je ne l'avais pas vu de mes yeux, j'aurais cru en son propos quand il déclarait avoir grandement faim au moment de se mettre à table, une demi-heure plus tard. Au repas, il consommait une bonne portion comme à l'habitude. Il ne semblait nullement se souvenir de son absorption alimentaire clandestine dans le coin de sa cuisine. Par conséquent, cet homme a toujours eu un problème d'obésité.

Quand j'ai commencé à m'intéresser aux troubles de conduites alimentaires, je lui ai alors posé plusieurs questions sur sa relation avec sa mère. Il m'a partagé le fait qu'il avait toujours eu honte de sa mère et qu'un jour il estima n'avoir plus rien en commun avec elle et prit la décision de couper les ponts. Il m'a aussi confié qu'au moment de son décès, il n'a rien ressenti et qu'il ne l'a jamais pleurée ou manquée. J'ai compris à quel point il était enfermé dans le déni au sujet de sa maman. Surtout quand j'ai appris qu'il ne comprenait pas pourquoi elle racontait aux autres membres de la famille qu'il avait toujours été son préféré et qu'il lui manquait beaucoup. S'étant toujours contrôlé pour éviter de sentir son besoin légitime envers sa mère et la culpabilité de s'être complètement coupé d'elle, il perdait le contrôle dans la nourriture. Il ne voulait absolument pas avouer qu'il avait besoin de sa maman.

Si tu te retrouves souffrant d'hyperphagie, je te suggère aussi de faire la paix avec ta mère et avec toi-même, tel qu'expliqué dans le segment relié à la boulimie ainsi qu'au dernier chapitre.

Anorexie

En médecine, l'anorexie est définie de deux façons. Il y a l'**anorexie fonctionnelle** qui est la perte d'appétit. Ensuite il y a l'anorexie mentale qui est un trouble psychique qui se traduit notamment par une perte de poids importante. Cette dernière est liée à une restriction alimentaire déterminée *volontairement*, même si les causes de ces privations auto-infligées restent inconscientes pour les personnes qui en souffrent. En résumé, dans l'anorexie mentale, le patient lutte contre la faim, tandis que dans l'anorexie fonctionnelle, il a perdu l'appétit.

Si tu souffres d'**anorexie mentale**, c'est une indication que tu rejettes complètement ta mère. Il est également démontré que neuf femmes sont affectées pour un homme.

Si tu es de sexe masculin, ta mère a été ton premier modèle du principe féminin. En rejetant ta mère, cela signifie que tu rejettes aussi le principe féminin en toi. Tu dois aussi être porté à rejeter les femmes sans trop savoir pourquoi.

Si tu es une femme, tu rejettes la maman et la femme en toi, ainsi que ta féminité. Si tu as des enfants, tu dois certainement redouter le fait d'être ou de devenir le même genre de maman que devait être ta mère et, faisant tout ce que tu peux pour revêtir le rôle de la maman parfaite, tu es rarement en accord avec toi-même. Il est fort probable que tu te remettes souvent en question en tant que femme /mère.

Afficher un corps très maigre, très peu appétissant au plan sexuel, peut te sembler une bonne idée – inconsciemment – pour rejeter le fait de devenir une femme. C'est pour cette raison que le problème d'anorexie se déclenche en grande partie chez les adolescentes, au moment de leur puberté.

Le problème apparaît moins sérieux si c'est de l'**anorexie fonctionnelle,** car celle-ci est temporaire. Elle se déclenche en général suite à un traumatisme, un choc ou une maladie importante. Ce genre de rejet de la femme n'est donc pas permanent. L'anorexie mentale, pour sa part, produit des effets beaucoup plus nocifs. Certaines personnes peuvent même en mourir.

La recherche de perfection – non réaliste – est aussi très présente chez les anorexiques. Il est urgent que tu deviennes conscient de la personne formidable que tu es, en apprenant à t'autoriser à te faire plaisir plutôt que de te couper de tout plaisir alimentaire et sexuel. Le fait de te rejeter à ce point est indicatif que tu vis régulièrement de la culpabilité face à ce que tu es et ce que tu fais. Tu t'en demandes beaucoup trop, tes attentes sont très irréalistes.

Si tu crois que de te couper ainsi du plaisir physique va t'aider à payer le prix de ta culpabilité, je regrette de devoir t'annoncer que cette croyance est erronée. Plus tu veux te punir, plus ta culpabilité grandira. Au lieu d'entretenir de la culpabilité face à ce que tu es, pourquoi ne pas décider de croire que quelles que soient tes décisions d'être ce que tu veux dans ta vie, ce sera toujours toi qui devras en assumer les conséquences. De plus, accepte le fait qu'**il n'y a pas d'erreurs dans la vie, il n'y a que des expérien-**

**ces qui nous aident à développer notre discerne-
ment**.

Tu peux donc choisir d'être ce que tu veux et faire
ce que tu veux pour devenir ainsi, sans pour cela
avoir à rendre de comptes à personne. Et surtout te
permettre davantage de plaisirs dans ta vie. C'est en
assumant les conséquences de tes choix et décisions
que tu deviendras conscient de ce qui est intelligent et
bénéfique pour toi.

Voilà la raison principale pour laquelle une personne devrait décider de transformer un aspect quelconque en elle. Elle peut ainsi découvrir ce qui est
plus intelligent pour elle. Elle ne doit pas essayer de
se changer parce qu'une petite voix en elle lui dit que
ce n'est pas bien, la culpabilisant donc d'être ainsi.
Elle doit plutôt écouter la voix de son cœur qui la
supplie de s'accepter ; c'est elle qui a raison. En s'acceptant, il lui sera plus facile d'accepter sa mère qui a
aussi souffert de rejet, tout comme elle.

Comportement
obsessionnel

Les trois troubles de conduites alimentaires préci-
tés sont associés à des troubles obsessionnels. Il peut
cependant y avoir également d'autres sortes de com-

portements d'ordre obsessionnel au sujet de l'alimentation.

Par exemple : fais-tu partie de ceux qui planifient leur menu plusieurs jours d'avance, en prenant bien soin d'éviter certains produits jugés « mauvais » par toi ? Ou te prives-tu de plusieurs aliments que tu aimes pour t'assurer de toujours manger sainement ? Est-ce que tu recherches la perfection totale dans ton alimentation, au point de t'isoler de plus en plus de toute vie sociale et familiale ? Voilà plusieurs comportements d'ordre obsessionnel.

En général, ces comportements sont utilisés pour essayer d'apaiser une anxiété profonde. C'est pour cette raison que ce genre de personne compense dans son alimentation, et ce, en se contrôlant ou en perdant le contrôle. C'est comme si, au moment de cette anxiété, c'est le seul moyen qu'elle peut utiliser, croyant ainsi diminuer son anxiété. Ça devient un cercle vicieux. Car le moyen utilisé pour diminuer son anxiété lui cause une autre forme d'anxiété, celle de se sentir impuissante à freiner ce comportement obsessionnel.

Il a été remarqué en psychanalyse, et j'ai aussi pu le vérifier à plusieurs reprises, qu'un grand pourcentage des personnes aux prises avec des troubles de conduites alimentaires ont vécu un abus sexuel dans leur enfance ou adolescence. Quand on parle d'abus sexuel, on ne parle pas nécessairement d'acte sexuel. Plusieurs enfants et adolescents peuvent se sentir abusés dans leur corps, seulement avec des regards ou des paroles insinuantes de la part d'adultes qui jouent le rôle de parents. La peur d'un abus sexuel peut également causer autant de dommages que l'abus lui-même. Par exemple, la jeune fille qui voit son père commettre l'inceste avec sa grande sœur peut en être traumatisée, et ce, même si son père ne la touche pas elle personnellement.

On relie souvent l'appétit sexuel avec l'appétit alimentaire. D'après la réaction de l'enfant, cela détermine comment cet appétit sera affecté plus tard. Une petite fille qui, par exemple, a accepté d'une certaine façon l'abus, car c'était le seul genre d'affection qu'elle recevait, peut réagir en se traitant de cochonne, putain. Elle se promet bien de retenir ses pulsions sexuelles, ce qui résultera d'une perte de contrôle dans la nourriture. En plus, le fait d'avoir un gros corps ou, à l'inverse, un corps très maigre lui fait croire qu'elle sera moins désirable, donc moins de chance de s'attirer ou de se retrouver dans des situations d'abus.

Je me suis rendu compte au cours de mes vingt-sept années d'enseignement, après avoir rencontré de nombreuses personnes démontrant un caractère à type obsessionnel, que ces gens sont des culpabilisés passifs avec un sentiment d'infériorité aussi important que le sentiment de culpabilité. Étant de nature passive, ces sentiments sont refoulés et s'intensifient à leur insu. Ils développent, par conséquent, une grande rancune et même souvent de la haine envers un de leur parent ou une personne ayant joué ce rôle. La haine se développe lorsque nous refoulons ou nions la douleur que nous vivons.

Pourquoi cette rancune provoque-t-elle un caractère obsessionnel ? Parce que ce genre de personnes repousse tellement cette rancune, la niant complètement, que celle-ci, sous forme d'élémental, grossit sans cesse, donc prend de plus en plus de place dans ses corps émotionnel et mental. Ça demande davantage de force mentale et d'attention constante de cette personne pour nier cette rancune, causant ainsi une fixation de sa part. Voilà pourquoi cette dernière développe un caractère obsessionnel. Plus la rancune ou la haine est forte, et plus l'obsession prend de l'importance.

J'ai aussi eu le plaisir d'observer la grande différence d'attitude et de comportement chez ces personnes, après qu'elles aient fait le pardon véritable avec l'autre personne ainsi qu'avec elles-mêmes. Je ne peux m'empêcher de parler de pardon dans tous les livres que j'écris, dans tous les ateliers d'Ecoute Ton Corps de même que dans toutes mes conférences. J'ai tellement vu de miracles se produire suite au pardon, que je sais au plus profond de moi que c'est le moyen par excellence pour parvenir à la guérison autant physique qu'émotionnelle et mentale. Voilà pourquoi j'en parle davantage dans le prochain chapitre.

Chapitre sept

S'accepter et s'aimer dans ses choix

Je reviens toujours sur l'amour véritable dans mes livres, mes ateliers et mes conférences. Pourquoi ? Parce que nous avons tous besoin de nous faire répéter, répéter et encore répéter. Même si je l'enseigne depuis vingt-sept ans déjà, je suis toujours aussi heureuse malgré tout d'en parler autant, car ça me rappelle la grande importance de vivre dans l'amour.

On sait qu'on s'accepte et qu'on s'aime véritablement quand on ne porte aucun jugement sur le choix de notre attitude intérieure et le choix de nos comportements. Comme tu as pu le constater à travers les premiers chapitres, tu as certains comportements différents selon les blessures qui sont activées. Ceci s'applique aussi dans ta façon de t'alimenter, surtout lorsque tu n'écoutes pas tes besoins.

T'accepter, dans ce cas, signifie que tu te donnes le droit, tu t'autorises, tu observes que dans le moment, tu n'agis pas en fonction de ce que tu veux être à cause d'une de tes blessures. Par conséquent, tu n'es pas véritablement ce que tu veux être, tu es plutôt ce que tu ne veux pas être. Je te suggère de copier la phrase suivante et de la placer bien en évidence dans ta cuisine, si tu veux appliquer cette notion d'acceptation dans le domaine de l'alimentation.

Je ne peux arriver à être ce que je veux être avant d'avoir accepté d'être ce que je ne veux pas être.

J'ai écrit un livre entier sur ce sujet d'acceptation[3], tellement la résistance est forte quand il s'agit d'appliquer cette notion. C'est toujours notre ego qui nous incite à résister. Savais-tu que **l'ego fait tout en son pouvoir pour nous maintenir dans le passé pour justifier son existence ? Il nous pousse à *futuriser* – vivre dans le futur – afin d'assurer sa survie.** En conséquence, tu sais immédiatement que si tu ne vis pas dans ton moment présent, c'est ton ego qui te dirige et, conséquemment, tu n'écoutes plus tes besoins.

De plus, aussitôt que tu vis un malaise, une émotion ou une insatisfaction quelconque, c'est une indication qu'une de tes blessures vient d'être activée par une situation ou une personne, ou par une de tes pensées et que c'est encore ton ego qui prend le dessus. Tu n'es donc plus toi-même.

---

3   Amour, Amour, Amour, Édité par Les Éditions ETC.

Regardons ensemble comment tu pourrais t'accepter selon les différentes blessures, participant du même coup à les guérir, ce qui signifie que c'est toi qui dirigeras ta vie. N'est-ce pas merveilleux de pouvoir utiliser ta façon de t'alimenter pour guérir tes blessures, aidant non seulement ton corps physique, mais aussi tes corps émotionnel et mental ? Voici les principales étapes reconstituées dans ce dernier chapitre.

Découvrir tes blessures

En premier lieu, je te suggère de placer tes feuilles de registre journalier avec l'aide-mémoire ajouté à la fin de ce livre.

Après avoir complété tes données d'alimentation de la journée, observe bien les moments où tu n'as pas écouté ton corps. Ensuite prends quelques instants pour vérifier avec quelle(s) blessure(s) cette façon de t'alimenter est susceptible d'avoir un lien en te référant au chapitre deux. Si tu peux faire cette rétrospective tous les jours, il te sera plus facile de remédier rapidement à une situation. Dans le cas contraire, il est possible que tu te rendes compte que le même comportement alimentaire – relié à une situation désagréable inconsciente – se répète alors depuis plusieurs jours et que ça persiste.

Aussitôt que tu t'en rends compte, vérifie quelle attitude de contrôle tu as développée à cause de cette blessure activée, tel que décrit au premier chapitre. Grâce à ce que tu as noté dans ton registre, tu deviens conscient des moments où ce n'était plus toi qui dirigeais ta vie, du fait que tu te sentais blessé ou que tu avais peur d'être blessé ou encore peur de blesser quelqu'un d'autre.

Cette prise de conscience s'avère très importante pour t'aider à devenir vraiment conscient de ce que tu ne veux plus pour toi, et par conséquent de ce que tu veux à la place. Cependant, rappelle-toi que cet exercice n'a pas pour but de te culpabiliser, de te taper sur la tête parce que tu as été en réaction ce jour-là. En effet, il ne te sera bénéfique que si tu es en mesure d'être reconnaissant du fait de devenir plus conscient et que tu te donnes le droit d'être encore incapable POUR LE MOMENT d'être toujours ce que tu veux être.

Supposons qu'un jour tu te rendes compte que tu as à peine mangé de la journée, que tu n'y as même pas pensé. Ensuite, vers la fin de la journée seulement, tu as commencé à manger des biscuits sans être capable de t'arrêter, jusqu'à ignorer même combien tu en as mangé. Après avoir vérifié les comportements de contrôle dans les blessures, tu t'aperçois que ce comportement est relié aux blessures de rejet et d'injustice. Tu commences à réfléchir et tu te rends compte que tu t'es rejeté une bonne partie de la journée. Peut-être est-ce parce que tu avais peur d'être en retard à propos d'une certaine tâche à accomplir et d'être par la suite critiqué par ton supérieur ? Ou tu te tapais sur la tête, car tu ne te sentais pas à la hauteur d'une situation ? Ou bien que tu recommençais sans cesse la même tâche, sans jamais être satisfait de ton travail, car ce n'était jamais assez bien, selon toi ?

Ce qui est important ici, c'est de prendre le temps de te demander à quel moment tu te rejetais ou que tu craignais d'être rejeté par une autre personne ou que tu t'en voulais d'avoir rejeté quelqu'un. Tout ce que nous vivons dans la vie, que ce soit agréable ou désagréable, se reproduit toujours sous forme de triangle.

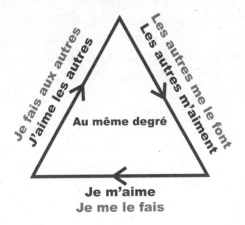

Lorsqu'il y a deux blessures d'impliquées, comme dans l'exemple cité plus haut, tu verras qu'en travaillant avec une blessure, les liens se feront facilement pour l'autre blessure.

Tu peux maintenant établir le lien entre ta façon de t'alimenter ce jour-là et ce que tu vivais. Puisque tu te rejetais, tu ne te considérais pas assez important pour te nourrir, tu n'as même pas pensé à manger. Vers la fin de la journée, tu as perdu le contrôle, car ta blessure d'injustice a été touchée. Cette dernière traduit que tu es très injuste envers toi-même. Soit que tu te contrôles – pas assez de nourriture – soit que tu perds le contrôle – trop de nourriture. Voilà une bonne preuve d'injustice envers toi-même.

Souviens-toi que, selon les recherches psychologiques, nous sommes conscients en général d'à peine 10 % de ce qui se passe en nous. Nous laissons notre ego nous empêcher d'être plus conscient. Il se peut que ta première réaction soit le déni, que tu affirmes ceci : *Mais non, je n'ai vécu aucun rejet aujourd'hui... ou je ne me suis accusé de rien.* Ce genre de déni est un des trucs de l'ego pour éviter que nous ne devenions conscients de nos blessures. Ainsi, il peut continuer à gérer notre vie, se convainquant qu'il connaît mieux nos besoins que nous-mêmes, ce qui l'aidera à subsister encore et encore.

Si parfois tu éprouves de la difficulté à faire le lien entre la blessure et les événements vécus ce jour-là ou la veille, ne force pas ; cependant, évite de fermer la porte de ta conscience. Tu peux demander à ton Dieu intérieur de t'aider à découvrir dans quelle situation ta blessure a été activée. Par la suite, oublie cette demande et occupe-toi à une autre activité. La réponse, très souvent, nous arrive spontanément, à notre insu. Surtout ne cherche pas trop loin en arrière le déclencheur émotionnel, ta réaction dans l'alimentation survient généralement dans les 24 heures qui suivent.

Ainsi, quand tu as réussi à découvrir le rejet vécu ce jour-là, rassure le petit enfant en toi qui souffre. Dis-lui que tu es avec lui et que c'est tout à fait humain et normal d'avoir encore des blessures qui ne sont pas entièrement guéries. Tu peux davantage le rassurer en lui partageant que tu as l'intention de les guérir un jour, mais que ça te demandera encore un certain temps.

Ensuite tu dis MERCI à ton Dieu intérieur d'avoir réalisé cette prise de conscience aujourd'hui, et ce, grâce à ta façon de t'alimenter. Il ne doit JAMAIS, en aucun cas, y avoir de jugements, d'accusations ou de critiques de ta part. Je sais que c'est plus facile à dire qu'à faire. Surtout quand tu t'aperçois que tes comportements non désirés perdurent depuis déjà un bon moment ou que tu croyais avoir vraiment résolu certaines choses.

En plus, dis merci à ton corps de bien vouloir collaborer avec toi en digérant, assimilant et évacuant tout ce dont tu n'as pas eu besoin ce jour-là. Lui aussi éprouve le besoin d'être rassuré. Explique-lui ton cheminement du fait que tu es en train de te découvrir grâce à ta façon de t'alimenter et que, peu à peu, tu sauras mieux écouter ses besoins. Ton corps, en sentant que tu t'acceptes véritablement, que tu te **donnes le droit de ne pas encore être arrivé à ce que tu veux être,** aura beaucoup plus envie de collaborer avec toi.

Il en est ainsi pour tout. **Dès que nous nous acceptons dans un état d'être quelconque, un mouvement de changement se met en branle.** Moins on s'accepte et moins ça change. Plus on s'accepte et plus ça change. Ton ego ne peut comprendre cet énoncé, car il ne possède qu'une compréhension mentale, limitée et reliée au passé, alors que cet énoncé est une donnée spirituelle, reliée au moment présent seulement. Il est convaincu que si tu t'acceptes en mangeant trop ou pas assez ou des aliments dont tu n'as pas besoin, cette situation va perdurer, que rien ne changera. Sa croyance est reliée au fait que si tu te donnes le droit d'être ou d'agir d'une certaine façon, que ça va empirer et que tu seras encore plus malheureux. Voilà pourquoi il te fait sentir coupable, espérant que tu vas continuer à l'écouter. Il est convaincu de te protéger. L'ego ne peut comprendre que c'est SEULEMENT l'acceptation qui amorce tout changement, et non le contrôle.

Guérir tes blessures

L'explication formulée plus haut est une action à faire tous les soirs après avoir terminé ton registre lorsque tu t'aperçois que ta façon de t'alimenter ne concordait pas avec tes besoins. Si tu veux aller plus loin et utiliser ton alimentation pour guérir tes blessures, voici certaines étapes additionnelles à effectuer. Cependant, sache que ça requerra un peu plus de temps et surtout du courage et du lâcher-prise, pour faire face à ce qui se passe réellement à l'intérieur de toi. Cela implique que tu devras prendre véritablement ta responsabilité.

Le plus grand avantage du travail sur soi est qu'en réglant définitivement cette situation de rejet et d'injustice, en cas de situation semblable dans le futur, celle-ci n'activera plus ces deux blessures. Tu vivras l'expérience d'une façon tout à fait différente et d'une manière plus objective, avec moins de charge émotive.

Les émotions et les accusations

La première étape est celle de devenir conscient de ce que tu vis.

Reprenons l'exemple cité plus haut, celui où tu as à peine mangé de la journée pour ensuite perdre le contrôle, celui où tes blessures de rejet et d'injustice ont été impliquées. Que vis-tu ? De quoi t'es-tu accusé par rapport à la situation ce jour-là ? Est-ce possible de t'en être voulu d'avoir été insuffisamment préparé et d'avoir attendu à la dernière minute pour faire ce travail ? Tu t'es donc accusé d'être…

Si ce genre d'introspection est relativement nouveau pour toi, c'est une bonne idée de noter au fur et à mesure toutes les réponses qui montent en toi. Tu dois inscrire les accusations au niveau du ÊTRE seulement. Par exemple : je me suis jugé d'être incompétent, trop lent, nul, lâche (car je n'ai pas osé faire de demandes à ma patronne), d'être brusque avec mes collègues de travail…

Comment t'es-tu senti au moment de la situation et comment te sens-tu en révisant cette journée ? Note le plus d'émotions et de sentiments possible en écrivant : *Je me sens déçu… frustré… désappointé… inquiet.* Et n'oublie surtout pas la colère et la tristesse.

On en retrouve toujours derrière toutes les émotions vécues.

En plus, en révisant soigneusement ta journée, as-tu accusé d'autres personnes ? Est-il possible que tu aies reproché à ta patronne d'être trop exigeante, que selon toi elle aurait pu te laisser plus de temps ou te fournir plus d'aide pour ce travail – éveillant ainsi ta blessure d'injustice ? N'oublie pas de noter les accusations au niveau du ÊTRE, également en rapport à l'autre personne. Exemple : *Je l'ai accusée d'être injuste, exigeante, insensible à mes problèmes, froide…*

Cette introspection permet de t'aider à prendre contact avec la colère éprouvée et la culpabilité vécue durant la journée, suite au lot d'accusations. Permets-toi de bien sentir chacune de tes émotions. Un bon moyen est d'observer à quel endroit dans ton corps tu sens chacune de ces émotions. Ensuite, tu leur laisses la place nécessaire dont elles ont besoin pour le moment. Au lieu de résister à ces émotions ou de faire du déni, dis-toi qu'il est impossible d'accuser ou de juger quelqu'un, ou de s'accuser soi-même, sans vivre de colère et de culpabilité. Ça fait partie de l'être humain. Ce n'est que lorsque nous sommes capables d'observer une situation sans perception de bien ou de mal – donc sans jugement d'aucune sorte – que nous pouvons nous épargner toutes ces émotions.

Il est fort probable que par la suite, tu t'aperçoives que tu t'accuses de la même chose envers ta façon de t'alimenter que de celle dont tu t'es accusé au cours des différentes situations de la journée. Tu t'en veux, par exemple, de ne pas écouter tes besoins, de t'oublier, de trop attendre pour te nourrir, etc. De plus, nous nous sentons coupables face à notre alimentation, au même degré que nous nous sentons coupables dans ce qui nous a poussés à nous alimenter ainsi.

La culpabilité

Le sujet de la culpabilité est réapparu souvent depuis le début de ce livre. Car même s'il semble évident que c'est la raison principale pour laquelle autant de personnes ont de la difficulté à lâcher prise et à écouter leurs besoins, il n'en reste pas moins que bon nombre de personnes ne sont pas conscientes du degré de sentiment de culpabilité qu'elles éprouvent.

Malgré le fait que je parle de culpabilité et de responsabilité dans tous les ateliers, toutes les conférences et dans tous mes livres, je sens encore le besoin de rappeler cette notion qui est tellement importante, voire essentielle pour une transformation permanente à tous les niveaux, mais surtout au plan de l'être.

Combien de fois ai-je entendu plein de raisons que les gens évoquent, n'étant pas conscients du fait qu'ils nient leur sentiment de culpabilité ! *Je ne me sens pas coupable, je suis juste attentif à ne pas grossir... Je suis grosse comme le reste des femmes dans ma famille, je n'ai pas le choix...Je veux seulement ne pas déplaire à ma femme qui se donne autant de mal à me préparer de bons petits plats... Je me fais plaisir c'est tout, je ne me sens pas coupable...* S'ils sentent la nécessité de se justifier ainsi, la culpabilité en est la cause.

Un jour, au cours d'une croisière, mon mari et moi devions partager tous les repas du soir en compagnie des mêmes personnes autour d'une table de huit. Parmi le groupe se trouvait une dame très mince, je dirais même maigre, accompagnée de son conjoint TRÈS obèse. Elle adressait sans arrêt des remarques désobligeantes sur les grosses personnes qui déambulaient près de notre table. De son côté, son compagnon faisait semblant de ne rien entendre. Il était donc facile d'observer le fait qu'elle n'acceptait pas les grosses personnes, y compris elle-même si par mégarde elle prenait un kilo. Elle les traitait de lâches, de sans volonté et que s'ils le voulaient vraiment, ils ne seraient pas si gros.

Elle affirmait qu'ELLE ne mangeait jamais de dessert, mais j'ai remarqué qu'elle piquait très souvent dans l'assiette de son conjoint, en plus de boire beaucoup de vin – lequel contient du sucre. Je suis assurée qu'elle ne se rendait même pas compte du nombre de fois qu'elle mangeait dans l'assiette de son mari. Un soir, elle raconte qu'elle avait décidé de s'abstenir de pain et de réduire sa consommation de vin pour au moins un mois. Je lui ai demandé si elle se sentait coupable de manger ou de boire ce qu'elle s'interdisait.

Quelle réaction ! C'était clair qu'elle était choquée par ma question. D'un ton sec, elle me déclara qu'à son âge, il y avait belle lurette qu'elle ne vivait plus aucune culpabilité. J'ai vérifié avec les autres membres du groupe si parfois ceux-ci se sentaient coupables car je les entendais souvent répéter qu'ils avaient triché au cours de la journée, qu'ils devaient se retenir à l'avenir, qu'ils n'avaient pas assez de volonté, etc. Aucune personne n'a admis qu'elle vivait de la culpabilité. C'est comme si ce sujet était devenu tout à coup tabou, que ça ne les concernait pas. Je me suis empressée de changer de sujet quand j'ai remarqué que ces gens refusaient de sentir ce qui les habitait. Je n'ai toutefois pas pu m'empêcher d'observer et de prêter l'oreille tout au long de la croisière et tu ne peux imaginer le nombre de fois où leurs actions et paroles démontraient de la culpabilité. C'est à partir de ce moment que j'ai davantage remarqué cette problématique autour de moi, et ce, dans différents pays. D'où ma décision de parler de culpabilité plus souvent.

En l'occurrence, ne te décourage pas si tu te rends compte, en étant plus alerte à tout ce que tu ingères, que ton sentiment de culpabilité est peut-être encore plus important que tu ne veuilles bien le croire. Si tu te demandes la cause d'autant de culpabilité en ce monde, voilà les deux raisons principales que j'ai observées :

♦ On croit que si on se sent coupable, on ne recommencera pas. On entretient également cette croyance pour les autres. Voilà la raison pour laquelle nous sommes portés à les culpabiliser.

♦ On se considère une bonne personne parce qu'on croit que si on ne vit pas de culpabilité, on est mauvais ou indifférent. On croit aussi la même chose pour les autres.

Maintenant, comprends-tu pourquoi autant de personnes affirment sans cesse qu'ils vont arrêter de faire ou de manger ceci ou cela ? Par exemple, *je vais me mettre au régime dès lundi prochain afin de pouvoir « tricher » tout le week-end*. Ils se font croire et tentent de faire croire aux autres qu'ils ne sont pas indifférents à leur poids ou à leurs excès de nourriture en étant décidés de ne pas recommencer. Dans le cas d'une culpabilité, prendre une décision, bien que sincère, ne suffit malheureusement pas.

As-tu déjà prononcé ces paroles à un moment donné dans ta vie ? Si oui, as-tu obtenu les résultats escomptés ? Pas vraiment, n'est-ce pas ? Bien sûr, tu as possiblement pu te contrôler un certain temps, pour finalement perdre le contrôle dans ce domaine ou un autre. Personne au monde ne peut arriver à se contrôler indéfiniment. Nous avons tous des limites à ce niveau. Par contre, plus une personne se contrôle longtemps et plus la perte de contrôle s'avère importante et même regrettable parfois.

En te référant aux deux premiers chapitres de ce livre, tu as vu toutes les façons que nous utilisons pour nous contrôler. En devenant conscient de ce qui se passe dans ta vie, grâce au registre de nourriture que tu rempliras, tu verras que la plupart des cas mentionnés dans ces deux premiers chapitres ont engendré de la culpabilité. Aussitôt que nous allons à l'encontre des critères que nous avons appris, de ce qui s'avère être bien, supposé, acceptable, gentil, poli, prévenant, aimant… la culpabilité s'installe automatiquement.

Dans l'exemple de la dame sur la croisière, cette dernière était inconsciente de ce qu'elle vivait. Elle m'a avoué qu'elle croyait qu'une personne n'était coupable que lorsque celle-ci faisait quelque chose de répréhensible, de vraiment mal, comme voler, tuer, etc. Elle ne sait pas que toutes les petites et moyennes culpabilités vécues au quotidien s'avèrent beaucoup plus dommageables qu'une grosse culpabilité vécue occasionnellement au cours d'une vie. Pourquoi ? Parce que dans le cas d'une grande culpabilité, alors que quelqu'un est reconnu coupable, il est beaucoup plus facile pour lui d'en devenir conscient, d'y faire face, pour finalement la gérer, ce qui n'est pas le cas dans l'exemple de cette dame.

Cependant, en devenant plus conscient, ne sois pas surpris ou inquiet de régulièrement ressentir de la culpabilité. Au lieu de t'en vouloir, il sera plutôt important d'être heureux de la sentir. Car tant et aussi longtemps que nous refusons de découvrir et de sentir ce que nous vivons, la même situation se répète sans cesse. Aussitôt que tu deviens conscient de te sentir coupable, l'étape suivante est de vérifier quelles sont les peurs qui t'assaillent dans cette situation. C'est l'étape qui te permet de sentir ta souffrance, te permettant de développer plus de compassion pour toi-même.

Les peurs pour soi

De quoi ai-je eu peur pour moi aujourd'hui dans cette situation ? De quoi ai-je peur pendant que je révise ma journée ? Voilà des exemples de questions à te poser. Revenons à l'exemple de rejet et d'injustice utilisé plus tôt. La réponse à ces questions pourrait être : *J'ai eu peur de ne pas être à la hauteur... peur d'être congédié... peur de faire rire de moi... du ridicule... dans le moment j'ai peur de ne jamais arriver à avoir plus d'estime de moi... j'ai peur que les autres ne remarquent à quel point je ne me fais pas confiance, que je suis faible et sans ressource... qu'ils découvrent que je ne suis pas ce qu'ils croient à mon sujet...*

L'important ici est de sortir, de noter toutes les peurs qui montent. Si ce genre d'exercice est nouveau pour toi, il est possible, au début, que très peu de peurs se présentent. Il se peut même que tu crois n'en avoir aucune. Si c'est le cas, je te suggère de te donner le temps nécessaire pour mettre en pratique toutes ces nouvelles théories. Graduellement, il te sera moins pénible de faire face à ce que tu vis véritablement. Tout devient plus simple et plus rapide avec de la pratique, n'est-ce pas ? Tu verras que ce sera d'autant plus facile, quand tu pourras te donner le droit d'être humain en présence de peurs. **Tout le monde a des peurs, sans exception.** Notre raison d'être sur cette terre n'est pas de ne plus avoir de peurs ou de les ignorer, mais bien d'être capables de nous donner le droit d'en avoir, sans se juger ou se critiquer d'être faibles… dépendants… vulnérables…

Maintenant que tu as traversé les étapes de devenir conscient des blessures activées ce jour-là, grâce à la prise de conscience de ton alimentation et de ce que tu as vécu – émotions, accusations et peurs – par la suite, il te reste à franchir la dernière étape qui est celle de t'accepter, de t'aimer dans ce que tu es DANS LE MOMENT.

Pour ce faire, tu dois commencer par prendre ta responsabilité, laquelle est le seul moyen que je connaisse d'enrayer ce cercle vicieux de culpabilité.

La responsabilité

Qu'est-ce que la vraie responsabilité ? Cette notion comporte deux volets qui ne peuvent être dissociés :

► C'est savoir que nous sommes toujours en train de créer notre vie grâce à nos choix, nos décisions, incluant nos réactions.

► C'est aussi savoir et reconnaître que les autres créent leur vie en fonction de leurs choix, leurs décisions, incluant leurs réactions.

Le moyen par excellence pour reconnaître si tu es vraiment responsable est d'observer ta capacité à assumer toutes les conséquences de tes décisions, tes actions et tes réactions, sans blâmer les autres, ainsi qu'être capable de laisser les autres assumer les conséquences de leurs choix et leurs créations, sans te blâmer.

Voici donc comment transformer la culpabilité en responsabilité, grâce à ta façon de te nourrir. Je reviens au même exemple : tu deviens conscient de te sentir coupable de t'être négligé en oubliant de t'alimenter et ensuite d'avoir mangé trop de biscuits ; bref de passer d'un extrême à l'autre. Comme la plupart des gens, tu te répètes que tu devras absolument te prendre en main un jour. Or, tu le sais pertinemment bien que tu t'es répété maintes fois la même chose.

Devenir responsable signifie le fait de constater tes actions et réactions et te rappeler que tu as le droit d'agir ou de faire tout ce que tu veux dans la vie, en reconnaissant qu'il y a toujours des conséquences à assumer. Donc, je t'invite à prendre quelques instants pour noter quelles sont les conséquences positives et négatives à te priver et ensuite à déborder.

Oui, je dis bien positives. Il se peut que tu aies jugé qu'il était plus important de remplir tes tâches que de manger. Il se peut aussi que tes biscuits sucrés t'aient

214

aidé à te détendre sur le moment, qu'ils t'aient apporté une douceur que tu ne pouvais t'apporter autrement à ce moment-là, étant trop exigeant envers toi-même. Après avoir noté toutes les conséquences, cela revient seulement à toi de décider si cette façon d'agir t'apporte plus de bonheur et de satisfactions que d'ennuis ou de problèmes. Et de reconnaître que c'est toi seul qui assumes les conséquences et que personne d'autre n'est dans ta vie pour te dire quoi faire, quoi manger et quoi boire.

Je crains que tu aies la même réaction que bien d'autres personnes. Qu'en lisant ces lignes, tu te dises aussitôt : *Mais je ne peux pas me permettre d'agir ainsi et surtout de manger tous ces biscuits ; je risque de conserver cette mauvaise habitude et surtout de manger toujours plus de biscuits, qui sont ma faiblesse...* Cette réaction est absolument normale et humaine. L'ego ne peut comprendre la notion d'acceptation et de responsabilité. Tout ce qu'il sait provient de ce qu'il a appris : si on se donne le droit, on continuera toujours dans le même processus et ça risque d'empirer si on ne décide pas d'enrayer cette mauvaise habitude.

Tu dois donc parler à la partie en toi – l'ego – qui croit en cette fausse notion. Explique-lui que jusqu'à maintenant, en suivant ce qu'il croit, rien n'a changé de toute façon et que de ton côté, tu es prêt à essayer quelque chose de nouveau. Surtout, rassure-le qu'il n'aura pas à assumer les conséquences de ta décision. C'est toi seul qui le feras. Ton ego, à travers les petites voix mentales que tu entends sans cesse dans ta tête, veut t'aider car il est convaincu qu'il agit pour ton bien.

Grâce à ton alimentation, tu détiens un moyen formidable pour apprendre à dialoguer avec ton ego, ce qui est une excellente façon de redevenir le seul maître de ta vie. Lorsque tu prends une décision et que tu acceptes d'avance d'assumer toutes les conséquences s'y rattachant, **même si cette décision ne répond pas à un besoin de ton être**, savais-tu que TU ES LE MAÎTRE DE TA VIE à ce moment précis ? Pourquoi ? Je te souligne à nouveau que tu n'as de comptes à rendre à personne. D'ailleurs, c'est en vivant toutes sortes d'expériences et en acceptant ces dernières, que nous développons notre discernement et devenons plus conscients de nos besoins véritables.

Supposons que tu décides de continuer à agir de la même façon et à manger beaucoup de biscuits, mais cette fois-ci en étant plus alerte aux conséquences. Lorsque celles-ci deviendront trop lourdes à assumer, sois assuré que tu seras facilement capable de décider d'en réduire le nombre, jusqu'à ne plus en avoir besoin du tout. Pendant que tu en manges, tu sais que tu veux parvenir un jour à être plus doux envers toi-même d'une façon différente, mais que pour le moment, tu es incapable d'agir autrement.

Tu ne pourras reconnaître le bien-fondé de cette théorie que lorsque tu l'auras vraiment expérimentée. **Un vrai savoir provient seulement de l'expérience et non simplement de la connaissance.**

Toujours en rapport avec l'exemple ci-haut mentionné, voici un excellent moyen de découvrir si tu ne te sens plus coupable et que tu prends vraiment ta responsabilité. Observe si tu es capable de déborder dans les biscuits – ou autre chose – en présence d'autres personnes, et ce, sans te justifier. Vérifie si les autres peuvent t'observer en train de le faire, mais sans te culpabiliser. Si ce n'est pas le cas, si tu sens un malaise quelconque, voilà le signe que tu te sens encore coupable. Surtout, ne désespère pas. Prendre sa responsabilité est un apprentissage de très longue durée. La grande majorité des gens n'en ont jamais appris le vrai sens tout au long de leur enfance et adolescence et encore moins à la mettre en application. Tu auras à te rappeler fréquemment qu'en réalité, personne n'est coupable de rien. Nous sommes tous en train d'expérimenter plein de choses afin de découvrir ce qui est mieux, plus intelligent pour soi.

S'aimer c'est se donner le droit de procéder à cet apprentissage, qu'on y arrive ou non. Rap-

pelle-toi le jour où tu as voulu conduire une bicyclette. Ne trouvais-tu pas normal de tomber et d'avoir
à recommencer plusieurs fois avant de trouver ton
équilibre ? Te considérais-tu une mauvaise personne
ou moins intelligente parce que tu n'y arrivais pas du
premier coup ? Il en est ainsi pour tout ce que nous
voulons apprendre de nouveau. Cependant, quand il
s'agit de croyances rattachées à nos blessures, ça
exige plus de temps, de patience et de persévérance
pour y parvenir, du fait que nous traînons ces blessures depuis plusieurs vies. Ce qui est important est de
relever notre bonne intention et surtout de constater
au fil du temps une amélioration constante.

Lorsque tu constates que tu te sens encore coupable, au lieu de t'en vouloir, prends le temps de vérifier ton degré présent de culpabilité, comparé à celui
vécu, avant de te prendre en main. Par exemple, si
actuellement ce degré de culpabilité est de cinq sur
dix et qu'auparavant, celui-ci était de neuf sur dix, tu
reconnais ainsi ton progrès. Ce bref exercice aide
beaucoup à éviter de se décourager et aussi à garder
le cap sur ce que l'on veut. Si, par contre, tu trouves
que tu te sens davantage coupable, c'est faux. Tu es
simplement plus conscient et seule la conscientisation peut t'amener à l'acceptation, donc la guérison.

En devenant une personne responsable dans le
domaine de la nourriture, tu amorces déjà le même

processus dans les autres domaines où tu te sens coupable. Dans l'exemple précité, tu te rendras compte de façon graduelle que tu es trop exigeant face à toi-même à ton travail et que tu t'accuses de choses dont tu n'es aucunement coupable et que tes peurs et accusations ne t'apportent pas les résultats bénéfiques auxquels tu aspires dans la vie. Tu te rendras compte également que même s'il arrive que tu ne sois pas à la hauteur des attentes de ton supérieur, par exemple, tu sauras comment y faire face au moment propice et tu seras capable d'en assumer les conséquences.

Faire la paix avec les parents

En plus de l'acceptation des comportements influencés par tes blessures grâce à l'application de la responsabilité, si tu désires cheminer plus loin dans cette acceptation, ta vie peut se transformer encore plus rapidement. Par contre, cette étape implique que tu consacres plus de temps seul avec toi-même pour faire un travail d'introspection et par la suite, entamer une démarche de rencontre avec certaines personnes dans le but de compléter ce travail spirituel.

Récapitulons en revenant au même exemple. Jusqu'à maintenant, tu es devenu conscient :

a) que tu n'as pas écouté les besoins de ton corps dans ta façon de t'alimenter ;

b) du lien entre ton alimentation et les blessures de rejet et d'injustice activées ce jour-là ;

c) des émotions et sentiments vécus au cours de cette journée et surtout de la culpabilité ;

d) des accusations face à toi-même et ton supérieur ;

e) des peurs qui t'habitent ;

f) que tu dois devenir une personne responsable plutôt que de nourrir le sentiment de culpabilité.

L'étape suivante consiste à faire le lien avec tes parents ou les personnes qui ont eu une grande influence au plan de l'éducation.

Lorsque tu critiques une autre personne, tu peux également faire le lien avec ton parent du même sexe que cette personne. Cependant, si la critique est dirigée envers quelqu'un dans le domaine professionnel – comme dans l'exemple précité –, tu peux faire le lien avec toute personne de ce sexe qui t'enseignait durant l'enfance ou l'adolescence.

Lorsque tu te critiques toi-même, sache que cette attitude (comportant le même attribut) se reporte également sur le parent du même sexe que toi. Vérifie dans quelles circonstances tu as critiqué ce parent d'être… (ce que tu as découvert plus tôt). Tu dois être conscient, de plus, que ce parent s'est critiqué de la même façon. En effet, il a vécu les mêmes émotions que toi – associées à la même blessure – et au même degré de douleur avec son propre parent ainsi qu'avec toi. Cette étape devrait t'aider à ouvrir ton cœur et à développer de la compassion envers ce parent et envers toi-même.

Faisant référence au triangle que j'ai expliqué auparavant, cela t'indique que si tu accusais une autre personne, cette dernière t'accusait de la même chose et tu agis de façon similaire avec toi-même. Quand c'est toi que tu juges ou accuses, tu peux également utiliser ce triangle. En l'occurrence, quelqu'un d'autre t'accuse de la même chose et, de ton côté, tu répètes ce comportement lorsqu'ils sont comme toi.

Prends alors quelques instants pour sentir la souffrance que l'ensemble de ces émotions associées à tes blessures t'ont fait vivre, tel qu'expliqué plus tôt dans ce chapitre.

Maintenant que tu apprends et reconnais que ton parent vivait le même degré de souffrance que toi, est-ce plus facile d'avoir de la compassion et de lui permettre de s'être comporté ainsi avec toi, sachant qu'il ne pouvait faire autrement à cette époque en raison de ses propres blessures ? Donne-toi tout le temps qui t'est nécessaire pour arriver à cette ouverture du cœur.

Une fois ce travail de compassion complété, il ne te reste qu'à le partager avec ce parent. Voilà l'étape où tu es en mesure de découvrir ton degré d'acceptation face à ce parent et face à toi-même. Si cette dernière démarche, qui s'appelle l'étape de la réconciliation et du pardon véritable, est difficile pour toi, c'est parce que la douleur associée à cette situation est intense. C'est signe que la démarche de l'acceptation n'est pas encore complétée, que ton ego possède encore de l'emprise sur toi en voulant te convaincre que ce parent ou toi-même est fautif. En continuant à te placer dans la peau de ce parent, tu remarqueras que peu à peu, ton cœur s'ouvrira et tu arriveras enfin à partager à ton parent ce que tu as découvert.

Dans le domaine de l'alimentation, il est possible également de faire la paix avec tes parents, soit en notant si tu les as jugés de quoi que ce soit dans leur façon de s'alimenter, ou d'alimenter tes trois corps – physique, émotionnel et mental – lorsque tu étais jeune.

Il n'y a rien au monde qui puisse t'aider davantage à te diriger vers ce que tu veux être que cette démarche d'acceptation de soi et des autres. Elle est surtout recommandée en rapport aux comportements et aux états d'être que tu expérimentes dans le moment et qui te sont devenus trop nuisibles. Tu sais maintenant que rien ne change en demeurant dans le contrôle. Seulement l'acceptation véritable peut obtenir un effet aussi remarquable et durable.

Tu sauras que tes blessures sont en voie de guérison au moment où tu te donneras le droit de parfois rejeter, abandonner, humilier, trahir et être injuste avec les autres, surtout tes proches. Le degré de tes blessures évolue au même rythme que ton manque d'acceptation d'être ce que tu es dans le moment, avec tes faiblesses, tes limites, tes incapacités... tout autant que les aspects positifs de ton être.

Être ce que tu veux être

Un moyen souvent suggéré pour devenir conscient de ce que tu veux est de te demander la question suivante : *Le fait d'être...* (Répète ce que tu t'es jugé d'être dans cette situation) *m'empêche d'être quoi ?* La réponse à cette question t'indique ce que tu veux pour toi dans ce genre de situation. Par exemple, *le fait d'être incompétent m'empêche d'être confiant, de prendre des initiatives et d'avoir plus d'estime de moi*... Donc ton désir profond est d'être confiant et de prendre des initiatives afin d'avoir plus d'estime de toi.

Prends le temps de revivre ta journée en pensée en l'expérimentant de la façon dont tu voudrais la vivre désormais, si jamais elle se manifestait à nouveau. Visualise cette journée en imaginant la personne que tu veux être un jour. Laisse venir les images qui montent. Voilà un exercice formidable pour mettre en mouvement ce que tu veux voir arriver. Par contre, ne sois pas déçu si ton désir ne se manifeste pas sur-le-champ. Il se peut effectivement que cela se produise de façon immédiate, mais également que tout se fasse de façon graduelle. Seul l'avenir pourra le dire.

Je sais qu'avec ce genre de travail d'introspection et d'acceptation, si jamais la même situation ou une autre similaire se reproduisait, tu ne la vivrais plus de la même façon, et surtout avec moins de douleur émotive et mentale. En plus, tu seras agréablement surpris de t'observer en train d'agir dans le sens de ce que tu veux devenir. Le fait de demeurer en contact avec ce que tu veux ÊTRE est suffisant ; si tu demeures alerte, les pensées, les idées et les actions vont se présenter par elles-mêmes.

Répète-toi souvent ton désir, ce que tu veux et surtout ce que tu veux être. Note-le partout. La répétition produit de nouvelles connexions dans notre cerveau. Les grandes compagnies ont détecté ce fait depuis fort longtemps et s'en servent à grande échelle, grâce à leurs annonces publicitaires à répétition. Tant qu'à te parler sans cesse, ce qui est une forme d'autosuggestion, aussi bien te répéter des choses que tu aimes entendre et qui vont t'aider.

Quand tu n'arrives pas à ce que tu veux être immédiatement ou que tu n'agis pas en fonction de ce que tu veux, souviens-toi de te répéter ceci : *Il serait préférable ou souhaitable que je sois... et j'y arriverai, mais pour le moment ce n'est pas le cas. Je dois me donner du temps.*

Accepter ton poids

Il a été question d'acceptation depuis le début de ce chapitre mais si, au moment où tu lis ces lignes, tu fais partie de ceux qui ne s'aiment pas du tout dans leur poids – trop maigre ou trop gros – les mêmes exercices de conscientisation et d'acceptation s'avèrent nécessaires.

Quelle blessure est activée par ce problème de poids ? Une fois la blessure découverte, tu procèdes aux mêmes étapes mentionnées précédemment dans

225

la section « Faire la paix avec les parents », en commençant par les accusations envers toi et/ou les autres, ainsi que les étapes subséquentes.

D'autre part, certains affirment qu'ils ne peuvent pas en avoir voulu à leurs parents, car ni l'un ni l'autre n'avait un problème de poids. Si c'est ton cas, tu ne dois pas t'arrêter à l'apparence du corps. La réponse réside dans le senti. C'est cela qui importe, qui touche ton être. Donc, le fait d'avoir de l'embonpoint, par exemple, te fait vivre quoi, te fait sentir comment ? Note toutes les émotions qui remontent. Ensuite, tu te juges ou t'accuses d'être quoi ? Supposons que tu te juges d'être mou, sans volonté, d'être trop compulsif, d'être hypocrite et menteur – car tu te caches pour manger. Vérifie à quel moment tu accusais tes parents d'être ainsi. Ça peut très bien être dans un autre domaine que l'alimentation.

En réalité, je suis en train de te dire de porter ton attention, non pas sur ton apparence physique, mais sur ce qui se cache au-delà de cette apparence, c'est-à-dire dans les domaines émotionnel et mental. Je t'assure qu'au fur et à mesure que tu initieras des transformations intérieures, il se produira des répercussions dans ton corps physique.

Comment savoir sur quoi tu dois être plus attentif ? Supposons que tu aies découvert que lorsque tu te regardes, tu te juges d'être laid, répugnant, lourd, lent. Tu te poses alors la question précitée, que je répète : *Le fait d'être...* (Répète ce que tu viens de découvrir) *m'empêche d'être, de faire et d'avoir quoi ?* Si la réponse est que cela t'empêche d'être confortable... souple... confiant... libre... gracieux... tu découvres alors ce que tu veux vraiment être. Dresse alors une liste de comportements que tu pourrais adopter dans ta vie qui t'aideraient à le devenir. Ainsi, au lieu de mettre toute l'emphase sur ton poids, tu détournes ton attention sur ce que tu veux désormais être.

Place cette liste bien en vue et, chaque jour, pose un geste ou fais une action qui t'aide à être ce que tu veux être. Par exemple, si tu veux être confortable, tu pourrais t'assurer de porter un vêtement de cette nature ce jour-là. Ou ça peut être de t'assurer d'avoir une chaise bien rembourrée si tu dois demeurer assis plusieurs heures. En plus de faire des actions, tu peux être plus confortable dans tes paroles, tes pensées ou tes décisions, en étant vrai. Par exemple, lorsque tu t'apprêtes à décider quelque chose, en prenant quelques instants pour te demander si tu es confortable avec cette décision, tu viens d'aider ton âme à progresser, à être plus heureuse et à se diriger vers ce qu'elle veut être.

J'ai remarqué que beaucoup de personnes avec une surcharge pondérale ont souvent pris la mauvaise habitude de prendre une surcharge – en général affective – de leurs proches. Elles en prennent souvent beaucoup trop sur leurs épaules. En effet, elles s'occupent des besoins des autres en négligeant leurs propres besoins. Si c'est ton cas, tu peux demander à tes proches (qui ne sont pas dépendants de toi) s'ils pouvaient avoir l'amabilité de te le laisser savoir à quel moment tu agis ainsi. Ceux avec qui tu as l'impression de te faire avoir souvent, ceux que tu juges d'être exigeants avec toi, agissent ainsi seulement parce que tu les laisses faire. Ils se sont vite rendu compte que tu prends leurs problèmes sur tes épaules et en profitent. Voilà un autre moyen pour devenir conscient d'une des raisons de ta surcharge pondérale. Tu peux aussi créer un panneau que tu peux placer à plusieurs endroits de la maison afin de te remémorer de prendre ta responsabilité et de laisser les autres prendre la leur. Voilà deux actions qui peuvent définitivement t'aider à prendre une direction différente à l'avenir.

Accepter le poids des autres

Accepter un surplus de poids chez une personne chère semble aussi difficile que de l'accepter pour soi, parfois même plus difficile. Surprenant n'est-ce pas ? Ça peut s'avérer le cas dans une situation où tu as contrôlé ou toujours fait attention à ton poids et que tu te retrouves avec un enfant ou un partenaire qui tend vers l'obésité.

Combien de mamans m'ont approchée à ce sujet et semblaient désemparées – les papas le sont aussi parfois, mais le démontrent moins. Ces mamans ne pouvaient tout simplement pas accepter de voir leur belle jeune fille grossir chaque année. La plupart d'entre elles ont réagi de la même façon, en adoptant une ligne de conduite directive pour inciter leur fille à faire attention à leur poids, bref, à se contrôler.

Elles ignorent que c'est le pire moyen qu'une maman puisse adopter. Imaginons une petite fille de onze ou douze ans bien rondelette, à qui sa maman lui dit des choses telles : *Tu es très jolie ma chouette, mais tu sais, si tu continues à grossir, les garçons ne voudront pas de toi plus tard... Je t'ai acheté un petit livret pour que tu puisses compter tes calories... Arrête de grignoter, tu n'as pas honte ? Tu viens de sortir de table !... Si j'avais fait comme toi quand j'ai commencé à être ronde durant mon adolescence, tu imagines comment je serais aujourd'hui ? Grosse comme une baleine ou comme grand-maman.... Tu sais, ma chérie, je sais que ce n'est pas de mes affaires, mais tu ne crois pas que tu devrais te mettre au régime ?...*

Tout ce qu'entend cette jeune fille c'est que sa maman ne l'aime pas telle qu'elle est et ce n'est que lorsqu'elle sera plus mince qu'elle pourra se sentir aimée ou acceptée de cette dernière. Et lorsque celle-ci félicite sa fille les fois où elle s'est bien contrôlée, ce que cette dernière apprend et retient dans son système de croyances, c'est que dans la vie il faut se contrôler pour être aimée. Sa maman ne réalise pas qu'elle est en train d'influencer sa fille pour qu'elle développe davantage les masques associés à ses blessures. On sait qu'aussitôt que nous nous contrôlons, nous ne sommes pas nous-mêmes, nous venons de mettre notre masque en place associé à la blessure éveillée. Les masques font plus de tort que le poids supplémentaire.

Si tu éprouves ce genre de problème avec un de tes enfants ou ton partenaire ou ton parent par exemple, tu dois certainement te demander *Mais quoi faire alors avec quelqu'un qui manque de volonté ? Si personne ne lui en parle, le problème va empirer et un jour il sera trop tard pour y remédier. Je veux seulement l'aider, mon intention n'est pas de blesser une personne que j'aime.*

Il est vrai que toutes les mamans qui m'ont approchée en rapport à cette problématique étaient dotées de bonnes intentions. Je dois te rappeler que **le pouvoir de l'intention ne peut être utilisé que pour**

soi. Or, même si on possède les meilleures intentions au monde, on ne peut forcer une autre personne. On n'a pas ce pouvoir. D'ailleurs, on ne devrait pas se prévaloir de ce droit car c'est un manque de respect. Un très bon exemple pour illustrer ce concept est celui de l'âne que son maître veut absolument faire boire. Il a beau tirer, pousser dessus ou essayer de le forcer à ouvrir la bouche pour qu'il s'abreuve, si l'âne ne veut pas, il n'y a rien à faire. Les bonnes intentions du maître n'ont, pour ainsi dire, aucun effet sur le résultat escompté.

Accepter l'autre personne dans ce qu'elle est signifie la laisser libre de prendre ses propres décisions et en assumer les conséquences. Revenons à l'exemple de la maman avec sa jeune fille. Elle aurait intérêt à s'asseoir avec sa fille et à lui partager qu'elle a remarqué le fait qu'elle devient de plus en plus ronde, qu'il est possible que plus tard, ce processus s'arrête de lui-même ou que ça empire, cependant personne ne connaît l'avenir.

Ensuite, elle pourrait lui demander comment elle se sent avec le fait qu'elle soit plus grosse que plusieurs de ses pairs. Est-ce que ça perturbe ses relations à l'école ? Avec ses amis ? Au plan physique, est-elle moins performante dans les sports ?... L'important est de la faire parler et surtout de ce qu'elle ressent. Par la suite, elle peut lui demander si elle est d'accord pour dresser une liste – seule ou avec sa maman – de toutes les conséquences possibles pour elle, si toutefois elle devenait plus grosse.

Une fois le bilan terminé, la maman vérifie avec sa fille comment elle se sent face à assumer ces conséquences, en lui disant que personne d'autre ne peut le faire à sa place. Si tu décides de faire une telle démarche avec une autre personne, le meilleur moyen pour savoir si tu es dans ton cœur au moment où tu veux l'aider est d'observer sa réaction.

Si la jeune fille réplique en disant qu'elle se fiche des conséquences, qu'elle n'est pas si grosse que ça et qu'après tout, c'est son corps et que ça ne regarde qu'elle, cela signifie qu'elle sentait que sa maman avait des attentes et voulait absolument obtenir des résultats suite à ses suggestions. Les jeunes d'aujourd'hui ont une force psychologique beaucoup plus prononcée que la génération précédente. Ils refusent de se faire contrôler par leurs parents ou éducateurs. Ils le sentent très vite si leurs parents cherchent à les contrôler ou s'ils veulent simplement les aider, avec leur cœur, en n'étant pas attachés aux résultats.

Pourquoi ? Parce que leur besoin de respect est très fort. Ils savent dès la naissance qu'aussitôt que quelqu'un essaie de contrôler ou changer une autre personne, c'est un grand manque de respect. Tous ceux qui sont nés avec l'énergie de l'ère du Verseau sont beaucoup plus conscients de ce grand besoin de respect. Cette énergie a commencé à se faire sentir sur Terre depuis les années soixante, et depuis, elle devient de plus en plus forte et puissante chaque année.

Voilà pourquoi ils ont besoin d'être placés face à leurs conséquences, et ils savent intuitivement que cette notion de responsabilité est juste.

Je te rappelle que nous savons si nous avons bien intégré la notion de responsabilité lorsque nous sommes capables de laisser les autres assumer les conséquences de leurs choix, décisions et réactions.

Quand un enfant sent que son parent est tout simplement en train de le guider afin qu'il devienne une personne responsable et que, quelle que soit sa décision, son parent saura s'ajuster même s'il n'est pas d'accord, l'enfant devient alors beaucoup plus ouvert à écouter les conseils.

Par conséquent, tu peux te rendre compte immédiatement que tu ne te sens pas responsable des décisions de l'autre grâce à sa réaction. Mais si tu décides de prendre la responsabilité de l'autre, que tu transmets des conseils pour éviter de te sentir coupable, cela aura pour conséquence que l'autre personne se sentira culpabilisée par tes conseils. En effet, celle-ci sent tout de suite que tu as des attentes. Tu veux qu'elle t'écoute, qu'elle change pour ne pas que tu te sentes coupable. Tu agis ainsi par peur pour toi et non dans le but d'aider l'autre à répondre à ses besoins.

Aussitôt que tu as des attentes à la suite d'un conseil donné à quelqu'un, cela indique une condition, une « non-acceptation » de ta part. Comment te sens-tu lorsqu'une personne te fait des suggestions et que tu sens tout de suite qu'elle a des attentes ? Même si elle t'affirme que tu peux en faire ce que tu veux, tu le sais n'est-ce pas que cette personne sera déçue, si tu n'en tiens pas compte ? Si tu fais partie de la majorité des gens, tu ne dois sûrement avoir aucune envie d'écouter ses conseils.

C'est malheureux de constater que nous soyons si nombreux à avoir des attentes, c'est-à-dire à vouloir contrôler le résultat pour l'autre personne. Car très souvent, les conseils que nous donnons aux autres sont de prime abord très valables, mais rarement écoutés. En général, ces conseils devraient être suivis davantage par les personnes qui les donnent, quand ceux-ci n'ont pas été demandés initialement. C'est sûrement dû au fait que nous sommes incapables de nous contrôler nous-mêmes à la perfection. Nous tentons alors d'y parvenir avec les autres.

Dans la situation où tu veux aider une personne souffrant d'embonpoint, si tu doutes d'avoir lâché prise et d'être capable de te sentir bien quelle que soit la décision de cette personne, c'est une bonne idée de lui demander si elle sent que tu as vraiment lâché prise et qu'elle est tout à fait libre de prendre la décision qu'elle souhaite. Comment peux-tu connaître les besoins de l'âme de cette personne et ce dont elle a besoin d'apprendre dans cette vie ? Peut-être celle-ci a-t-elle à vivre cette vie en tant qu'obèse pour travailler sur ses blessures ? Voilà pourquoi personne au monde n'a le droit de décider pour quelqu'un d'autre.

En tant que maman avec un enfant qui a tendance à grossir, tu peux faire ta part en achetant des aliments santé qui sont plus nutritifs et qui apportent beaucoup d'énergie. Ton enfant n'aura pas besoin de manger une aussi grande quantité. Je me souviens du temps où mes enfants étaient adolescents, au début de mes recherches sur l'alimentation et le lien entre le corps physique et psychique, j'ai réalisé que j'achetais beaucoup d'aliments et de boissons qui n'apportaient aucune énergie. Au contraire ! Cela exigeait une grande quantité d'énergie pour digérer, assimiler et éliminer tous ces aliments inutiles pour le corps. Par exemple, quand mes enfants avaient soif, ils buvaient toujours des jus sucrés. J'ai donc acheté une machine à cet effet, laquelle nous assurait une meilleure qualité d'eau. La cause du refus de boire l'eau du robinet était qu'elle était simplement imbuvable, goûtant trop les produits chimiques. Je l'ai clairement compris quand ils ont dit : *Enfin de l'eau qui est bonne !*

Le fait de vérifier ta capacité à respecter les besoins des autres est un facteur important pour devenir conscient de ta capacité à respecter tes propres besoins.

Écouter les besoins de tes trois corps

Tes trois corps – physique, émotionnel et mental – ont des besoins très spécifiques. Si tu ne les alimentes pas de façon adéquate, il te sera impossible d'être bien dans ta peau. Je profite de ce livre pour les réviser avec toi, ce qui te permettra de garder bien en tête tes objectifs de vie afin de les réaliser un jour, tout en te donnant le temps d'y arriver.

En ce qui concerne le corps physique, les cinq éléments essentiels dont il a besoin ont déjà été mentionnés au début de ce livre. Le fait de faire confiance à ton corps à cent pour cent, à reconnaître qu'il sait exactement ce dont il a besoin, t'enlèvera une corvée chaque jour. Tu t'apercevras qu'après plusieurs semaines de pratique à te demander : *J'ai envie de manger quoi ?* ça deviendra plus facile et rapide d'écouter tes besoins. Je souhaite surtout que tu deviennes toujours plus en amour avec l'intelligence de ton corps qui sait exactement ce dont il a besoin à chaque instant. Dans les besoins essentiels du corps physique se retrouvent la respiration et l'activité physique, qui ont été couverts au chapitre précédent. Un dernier besoin essentiel du corps physique est le repos incluant le sommeil. En réalité, ce dernier s'avère également essentiel pour les corps émotionnel et mental.

La plus grande excuse au manque de repos est habituellement le temps. Cette excuse est vraiment bête et irréelle, car une fois reposé, on effectue deux fois plus de travail, et ce, de façon plus efficace, dans un même temps donné. Tu n'as qu'à en faire l'expérience pour vérifier la véracité de ce que je viens d'énoncer. Voici une sage décision que tu pourrais adopter dès aujourd'hui : te reposer, en plus de t'amuser de la façon qui te plaît et qui te convient. Le temps n'est pas quelque chose que l'on possède mais une énergie mise à la disposition de tout le monde et que l'on peut adapter selon nos priorités du moment. **Si tu ne consacres pas de temps à t'occuper de ta santé dans le moment, tu devras en prendre plus tard pour t'occuper de tes maladies.** Alors que choisis-tu ? À titre indicatif, un petit quinze à trente minutes de délassement suffit très souvent à nous donner un bon souffle d'énergie.

En ce qui a trait au sommeil, ton corps renferme des besoins différents selon tes activités de la journée. Après avoir essayé plusieurs moyens, voici celui que j'ai découvert et qui m'a très bien servi depuis de nombreuses années. Le soir, je révise mentalement ce que j'ai de planifié pour la journée suivante et je demande à mon corps de me laisser savoir à quel moment je dois aller au lit. Aussitôt que je sens mes yeux qui commencent à s'alourdir, voilà le signal. Cependant, souviens-toi que si tu n'écoutes pas le signal de ton corps, celui-ci cessera peu à peu de te l'envoyer et tu perdras rapidement la faculté de comprendre son message, comme dans l'exemple d'écouter ton corps lorsqu'il te signale qu'il est temps d'arrêter de manger.

Pour ce qui est du corps émotionnel, ce dernier a été créé pour sentir, vibrer, s'émouvoir et désirer vivre une vie de bonheur dans la joie, la beauté et la paix intérieure. En résumé, il veut se sentir bien, heureux, au lieu de se sentir stressé et vivre plein d'émotions et s'apitoyer sur son sort. Afin de t'éclairer, voici plusieurs causes de stress : être trop perfectionniste – se croire responsable du bonheur des autres (donc se sentir coupable lorsqu'ils ne sont pas heureux) – dramatiser les évènements – vouloir tout contrôler –

croire que pour avoir du succès il faut travailler dur et ne pas prendre de temps pour s'amuser ou se détendre régulièrement – s'identifier à ce qu'on fait ou à ce qu'on possède (ex : je suis un raté parce que j'ai fait faillite) – vouloir répondre aux attentes des autres – être très exigeant envers soi-même – peur d'être égoïste – se contrôler sans cesse pour éviter de grossir...

Ton corps émotionnel demande donc que tu comptes tes bénédictions tous les jours, que tu te remercies ainsi que les autres et que tu gratifies la Vie pour tout ce que cette journée t'a apporté. Que tu te fasses des compliments plutôt que de te critiquer.

Il a aussi besoin d'avoir des buts, d'avoir hâte à quelque chose, et ce, de façon quotidienne. Quand tu as hâte de te lever le matin et que tu envisages quelque chose d'intéressant, c'est une indication que ton corps émotionnel est heureux. Le corps produit sans cesse de l'énergie et celle-ci doit être utilisée par une activité qui t'anime. Le meilleur exemple est celui d'un enfant qui s'ennuie, se plaint, qui est de mauvaise humeur. Trouve-lui une activité intéressante et qu'il aime et tu le verras s'animer instantanément.

Ton corps mental, quant à lui, a besoin de se nourrir de connaissances additionnelles pour stimuler le cerveau, de vivre de nouvelles expériences pour apprendre et demeurer alerte. C'est lui qui t'aide à penser, analyser, organiser et qui entretient ta mémoire. Il a besoin d'entretenir des pensées bénéfiques et de vivre dans le présent.

Si, au contraire, tu ne veux rien apprendre de nouveau, tu deviens alors une personne routinière, de coutume et peu à peu, ce sont tes croyances qui dirigent ta vie. Tu vis surtout dans le passé, ce qui finit par te paralyser plutôt que de t'aider à améliorer ton moment présent.

Trouve le moyen qui te convient pour acquérir de nouvelles connaissances qui vont alimenter ton corps mental, que ce soit à travers la lecture ou différents ateliers, la télévision ou Internet… ou tout simplement prendre le temps de bien écouter les gens autour de toi. À la fin de la journée, le fait de dire merci pour ce que tu as appris de nouveau aujourd'hui va t'aider à être conscient que tu as bien nourri ton corps mental. Cependant, ces nouvelles connaissances doivent être utilisées pour t'aider à être ce que tu veux être ou devenir. Si elles ne sont pas utilisées, elles seront vite oubliées.

Méditation

Dans la même lignée, un autre moyen qui s'avère excellent pour te connecter à toi-même et découvrir tes besoins est la méditation. C'est une excellente habitude à amorcer sans perdre de temps. Toutes les grandes traditions spirituelles en parlent depuis le début des temps.

Depuis une vingtaine d'années, de plus en plus de chercheurs ont apporté des constatations scientifiques intéressantes. En effet, ils ont prouvé que les rythmes cérébraux changent considérablement chez les gens qui méditent depuis quelques années. Sur les tracés, ils ont constaté que les différentes régions du cerveau oscillent en harmonie, se synchronisent lorsque ces gens sont en état méditatif. Plus les gens méditent souvent et plus il semble y avoir un effet d'accumulation de cette harmonie. Les effets de la méditation se prolongent de plus en plus longtemps entre chaque méditation.

Certains chercheurs ont même constaté que les régions du cerveau associées à la joie et au positivisme étaient beaucoup plus actives. On sait aussi depuis longtemps que les gens qui méditent régulièrement ont un système immunitaire largement plus actif que les gens qui ne méditent pas.

Pour ma part, j'ai commencé à méditer il y a près de trente ans et j'y ai constaté plusieurs bienfaits. En l'occurrence, ça m'a beaucoup aidée à développer ma concentration, à être capable de travailler efficacement malgré certains bruits avoisinants, entre autres ceux des adolescents à la maison. Le plus grand bienfait que j'ai pu constater est la réduction de l'angoisse et de l'anxiété qui m'habitaient certains jours, surtout dans les premières années que j'ai débuté mon école Écoute Ton Corps. Je remarque aussi que dans les heures qui suivent une méditation, surgissent souvent de bonnes inspirations spontanées ainsi que des réponses à mes questions.

On me demande souvent : *Comment savoir quel genre de méditation je dois faire, il y a tellement de manières de méditer proposées !* J'ai envie de te répondre : *Pourquoi ne pas en expérimenter au moins quelques-unes et découvrir celle qui te convient le mieux ?* Il y a par ailleurs des renseignements à ce sujet sur Internet, dans les livres ainsi qu'à travers certains ateliers. J'en ai essayé plusieurs dans les premières années et ma méditation préférée est celle de l'observation que je te partage.

Quand méditer ? L'idéal, c'est au lever du soleil. Si ce moment ne te semble pas propice, médite à une période qui te convient mieux. Mais souviens-toi que plus la journée avance, plus tes pensées s'agitent en toi, t'occasionnant ainsi plus de difficultés à demeurer observateur. Par ailleurs, il est suggéré de ne pas méditer après le repas du soir, mais plutôt faire une détente à la place.

COMMENT ? Tu t'assois sur une chaise, de la façon la plus droite possible, les pieds bien à plat au sol. Cette position, en fait, ne se veut pas comme celle d'une détente où tu peux t'allonger. Puis tu fermes les yeux et tu places tes mains sur tes genoux. Après trois longues respirations, tu respires normalement – comme indiqué plus tôt dans ce livre – tu gardes ton attention sur ta respiration, tout en tentant de percevoir que l'air qui entre en toi t'apporte de la paix, du calme et de la santé et que ton expiration t'aide à te libérer du stress et des toxines qui t'habitent.

OÙ ? Il est recommandé de se créer un coin personnel de méditation, un endroit qui favorise le calme. Tu peux placer une image qui t'inspire, allumer une bougie qui apaise l'atmosphère. De plus, un peu de musique inspirante peut t'apporter un soutien supplémentaire, celle-ci t'aidant à moins penser.

COMBIEN DE TEMPS ? Si tu n'es pas habitué, tu peux commencer par dix ou quinze minutes par jour, augmentant jusqu'à trente minutes ou une heure si tu te sens à l'aise. Considère ce temps comme étant précieux, du temps seulement pour toi ; c'est l'occasion d'être seul, en communion avec toi-même.

Le commentaire que j'entends le plus régulièrement est : *Je me suis souvent mis à méditer, mais je ne parviens toutefois pas à cesser de penser.* Ne t'en fais pas, c'est tout à fait normal. Il y a très peu de gens qui parviennent à dépasser dix minutes sans penser. Donc, ne t'attends pas à ce que tu puisses y arriver les premiers jours. Tu peux même commencer par cinq minutes par jour, en augmentant graduellement la durée au cours des semaines. En fait, nous avons tous un long chemin à parcourir avant d'arriver à la maî- trise de méditation des grands moines tibétains.

Méditer, c'est observer tes pensées, tes ressen- tis. Aussitôt qu'une pensée monte à ta conscience, telle : *Il ne faut pas que j'oublie d'appeler le den- tiste pour annuler mon rendez-vous aujourd'hui*, tu l'observes en prononçant le mot PENSÉE et tu la laisses passer en sachant que tu peux y revenir après ta méditation. Tu agis ainsi avec n'importe quelle pensée ou tout sentiment qui monte. Si tu sens soudainement de la tristesse, en pensant à une personne avec qui tu t'es disputé, tu l'observes et prononces SENSATION et tu la laisses passer. Ça peut être PEUR, CULPABILITÉ, COLÈRE... Tu ne dis qu'un mot pour désigner ce qui vient de monter et lui permettre de passer. Tu observes de la même façon les sensations physiques qui apparaissent dans ton corps, comme un GRATTEMENT, une DOULEUR, une CHALEUR, etc. Avec de la pratique et de la persévérance, je peux t'assurer que la méditation devient plus facile et plus agréable.

Pour bien différencier ce qu'est « penser » et « observer », j'aime bien utiliser l'exemple suivant. Imagine que tu es assis sur le bord d'une rivière et que tu vois flotter sur l'eau plein de débris, des morceaux de bois, déchets… Si tu observes simplement, tu constates ce que tu vois et tu les regardes passer. Il n'y a aucune activité mentale. Mais si tu penses, tu commences à analyser et à te poser des questions telles que : *D'où peuvent bien provenir tous ces déchets ? Quels sont les inconscients qui polluent cette belle rivière ?*

Par après, tu peux toujours réfléchir à certains aspects qui ont monté lors de la méditation. Mais pendant que tu médites, tu dois observer le plus possible. C'est ce phénomène – l'état d'observation – qui produit des conséquences si bénéfiques, bien souvent davantage que le sommeil.

Te respecter et t'aimer

Comme tu as pu le constater, tous les moyens indiqués dans ce livre ont pour but de t'aider à te connaître et à t'aimer davantage. Plus tu les mettras en pratique, plus il te sera facile d'écouter les besoins de ton corps. Celui-ci, se sentant aimé et respecté, te le rendra au centuple en faisant équipe avec toi. S'il arrive que tu doives solliciter ton corps pour disposer d'un surplus d'énergie ou d'endurance, il se fera un plaisir de coopérer, en sachant combien tu l'aides en retour. De plus, tu te rendras compte combien ton alimentation change, se transforme ; car tu t'aimeras tellement que tu éprouveras désormais de la peine à donner n'importe quoi à ton corps.

Je sais que la plupart d'entre nous sommes trop exigeants, intransigeants même, et que nous avons de la difficulté à nous accepter, par le fait même. Nous ne sommes jamais assez parfaits. Nous croyons que faire notre possible n'est jamais assez, que c'est loin d'être suffisant. Chez le perfectionniste, soit qu'il s'épuise pour tenter de tout faire parfaitement et atteindre ses buts, soit qu'il devient paralysé. Il peut même aller jusqu'à ne plus rien faire par peur de l'échec. *Si je ne fais rien, je suis sûr de ne pas me tromper*, se dit-il. Si tu te reconnais parmi ce type de personnes, la phrase suivante peut t'aider à accepter tes limites. *Je fais toujours mon possible et j'accepte qu'il est impossible de tout faire à la perfection.*

Une grande cause de stress est le fait de se croire responsable du bonheur des autres. C'est tout à fait humain d'être triste, quand arrive un malheur à une personne aimée. Mais ce n'est cependant pas bénéfique de se stresser, de se détruire face à une situation que nous ne pouvons changer, surtout quand celle-ci appartient à quelqu'un d'autre. Un jour, j'ai lu la phrase suivante, laquelle aide à réaliser que chacun est responsable de ses décisions : *Le malheur ne tombe pas toujours sur le même pauvre monde, il n'y a que des gens qui trouvent ce qu'ils cherchent.* En effet, il y a des gens qui, malgré toute l'aide que tu as pu leur accorder, et toutes les émotions que tu as vécues à leur cause, continuent sans cesse à s'attirer des malheurs.

Ces pauvres gens croient – inconsciemment – que c'est le seul moyen de recevoir de l'attention. Et toi, pendant ce temps ? Tu crois leur donner de l'amour, quand en réalité ce n'est pas le cas. Lorsque tu insistes pour réformer la vie d'une autre personne, en général c'est pour être aimé en retour et être reconnu. Cela indique donc que tu ne t'aimes pas assez et que tu ne reconnais pas la personne spéciale que tu es. Tu as besoin d'être aimé des autres pour arriver à t'aimer.

Ce sera beaucoup plus utile et ingénieux à l'avenir de te procurer tout l'amour dont tu as besoin, car somme toute, personne ne peut le faire à ta place. T'aimer c'est tout simple. Tu n'as qu'à te donner le droit d'être ce que tu es à chaque instant, sans jugement ou critique de ta part. Quand tu es capable de t'aimer de cette manière, je peux t'assurer que l'aide que tu décideras d'apporter aux autres par la suite sera très différente et davantage appréciée. Tu les aideras en respectant leurs besoins tout en te respectant. Tu ne forceras pas. Tu sauras discerner si cette personne veut véritablement obtenir de l'aide. Cette forme d'aide sera apportée par amour et non par peur de ne pas être aimé et s'avérera d'autant plus énergisante pour toi, plutôt qu'épuisante et nuisible.

Au niveau de l'alimentation, **t'aimer** signifie te donner le droit de ne pas être parfait, de ne pas toujours écouter tes besoins alimentaires. C'est accepter d'être humain avec des limites et des faiblesses. **Te respecter**, c'est prendre le temps de te demander si le choix que tu fais répond à l'un de tes besoins. Aussi, même si tu t'autorises à ne pas toujours faire les actions susceptibles de répondre à un besoin, ça ne signifie pas que ce même comportement durera le reste de tes jours. Tu n'as qu'à te permettre AUJOURD'HUI de ne pas écouter tes besoins, tout en te rappelant que tu veux également arriver à respecter davantage ton corps. Prenons l'exemple d'une fête de famille. Il est possible que tu débordes dans la nourriture et les boissons. À un certain moment, tu deviens alors conscient que tu n'as pas écouté ton besoin durant cette fête. Mais en te disant que c'est pour AUJOURD'HUI, cette attitude ne persistera pas et il sera plus facile de te le permettre. Tu sais d'ailleurs que toi seul assumes les conséquences de tous tes actes.

Te respecter, c'est aussi savoir dire NON à certains aliments ou à certaines personnes. C'est te souvenir que ton corps est une création parfaite pour ton épanouissement dans cette vie. En écoutant ses besoins, peu importe sa grosseur, sa couleur, sa forme, celui-ci sera toujours là pour t'aider. Tu n'as qu'à faire ton possible pour répondre à ses besoins. Traite ton corps avec toute la dignité et l'amour qu'il mérite. Ta façon de l'alimenter n'est que le reflet de la façon dont tu alimentes les besoins de ton âme. Elle t'aide à devenir conscient de ton degré d'amour et de respect pour toi-même.

En connaissance de cause, je te garantis une transformation imminente, laquelle tu remarqueras rapidement de la part des autres à ton sujet, quand tu te respectes davantage. En effet, tes proches sentiront que tu deviens une personne respectable, même s'ils n'en sont pas conscients.

Transformation et
guérison physique

Je peux t'assurer, de plus, que tu constateras plusieurs transformations physiques au fur et à mesure que tu adopteras de nouveaux comportements visant à écouter tes besoins. Ton corps physique changera de plusieurs façons. Il est aussi fort possible que ton corps se guérisse de nombreux malaises ou maladies.

Depuis 27 ans d'enseignement à l'école d'Écoute Ton Corps, j'ai reçu, de vive voix et par courrier de milliers de personnes, des témoignages à cet effet. Ton corps physique n'est que le reflet de ce qui se passe aux plans émotionnel et mental. Par conséquent, tes trois corps se transforment en même temps. On ne peut les dissocier.

Je ne suis pas en train d'affirmer que tu ne dois pas soigner ton corps physique lorsqu'il est malade. Tu le soignes avec la médecine de ton choix. Mais si tu décides de soigner tes deux autres corps en modifiant ta façon de penser et de vivre grâce à des comportements différents, tu auras l'agréable surprise de constater que ton corps physique guérit beaucoup plus vite.

Le fait de te prendre en main maintenant, de t'aimer assez pour écouter tes besoins s'avère ainsi le moyen par excellence pour éviter dans le futur de nombreux problèmes physiques. Par exemple, on s'attire souvent des accidents lorsqu'on se sent coupable. C'est un moyen que nous utilisons inconsciemment pour nous punir quand nous nous déclarons coupables. Souviens-toi que chaque fois que tu te contrôles, dans n'importe quel domaine, c'est signe de culpabilité. En te contrôlant moins, tu constateras que ta culpabilité diminue également au même degré. Ne crois-tu pas que tu es une personne assez spéciale pour mériter de vivre une vie plus heureuse, plus harmonieuse ? Il n'en tient qu'à toi !

Je t'invite donc fortement à prendre l'habitude de noter sur ton registre journalier tes progrès et tout ce dont tu es fier de toi ce jour-là. Voilà un bon moyen de te manifester de l'amour. N'est-ce pas plus agréable et plus nourrissant pour ton âme ainsi, que de devoir terminer la journée en te culpabilisant et en ne pensant qu'à ce que tu n'aimes pas de toi ? Ensuite, n'oublie pas de te récompenser dans d'autres domaines que la nourriture. Ainsi, tu rechercheras de moins en moins une récompense alimentaire. Il est toujours préférable de débuter celle-ci d'une façon verbale. Par exemple, te féliciter à haute voix pour ce que tu es et ce que tu as fait aujourd'hui. Ensuite, une toute autre sorte de récompense – celle-ci peut être d'ordre physique – peut t'inciter à prendre ou à répéter une nouvelle bonne habitude.

Merci mon corps pour ce que tu m'as aidé à découvrir aujourd'hui. Je me connais un peu plus chaque jour et je m'accepte ainsi.

Aide-mémoire & Conclusion

Cet aide-mémoire a été rajouté pour ceux qui ont l'intérêt d'expérimenter la suggestion citée dans ce livre, soit celle de tenir un registre journalier de nourriture, ce dernier permettant une meilleure connaissance de soi, beaucoup plus accélérée et approfondie.

Ce chapitre renferme quatre objectifs précis :

➤ Te fournir un modèle du registre de nourriture à tenir quotidiennement. Par ailleurs, il sera plus facile et pratique d'en imprimer plusieurs exemplaires en allant chercher ce modèle sur le site Internet www.lisebourbeau.com.

➤ Te fournir en supplément un modèle d'une fiche intitulée *AI-JE VRAIMENT FAIM ?* Ce petit rappel visuel peut être placé sur ton frigo ou ton garde-manger, pour t'habituer au début à te poser cette question. (Cette fiche se retrouve aussi sur le même site Internet).

➤ Te remémorer comment remplir ce registre à la fin de chaque journée.

➤ T'aider à te découvrir en vérifiant l'interprétation de ce que tu auras noté sur ton registre.

Rappelle-toi que l'exercice journalier de remplir ce registre doit se faire dans le SEUL BUT de te connaître. Si dans la journée tu penses : *Je ne dois pas manger ce troisième morceau de gâteau, car je vais avoir honte d'écrire cela sur mon registre ce soir*, il serait préférable pour toi de ne pas remplir ce registre car ce comportement représente une attitude de contrôle. Dans le même ordre d'idées, si au moment de le remplir, tu es porté à mentir ou à fausser les données de ce que tu as mangé ou bu, au cas où quelqu'un trouverait cette feuille, ta motivation n'est pas la bonne. C'est une autre forme de contrôle.

Souviens-toi du titre de ce livre : **Écoute et Mange STOP AU CONTRÔLE**. Son intention n'est pas de provoquer davantage de contrôle. Tu dois être motivé SEULEMENT pour te connaître, et être heureux de découvrir des aspects inconnus de toi dont tu n'aurais pas été conscient, si tu n'avais pas rempli ce registre.

Tu trouveras un exemplaire de ce registre à la fin de ce chapitre.

Comment remplir le registre

Tu débutes par les deux premières colonnes en notant l'heure et ce que tu as mangé et/ou bu, en commençant par le soir pour finir au lever.

Ensuite, tu notes le nombre de verres d'eau que tu as bus durant la journée.

Pour chaque fois où tu as mangé ou bu quelque chose, tu notes dans les colonnes suivantes si tu avais faim ou non.

Si tu avais faim et que tu t'es questionné à savoir si tu avais envie de manger et que par la suite tu as écouté ce besoin, tu fais le crochet dans la colonne **Mange selon besoin.**

Si tu avais faim et que tu n'as pas écouté ton besoin, tu coches la ou les colonnes suivantes appropriées.

Si tu n'avais pas faim, tu coches la ou les colonnes qui t'ont influencé à manger ou à boire sans en avoir besoin.

Dans la colonne **Lien**, tu notes tout ce que tu es en mesure de te souvenir sur ce qui s'est passé dans la journée et qui a pu t'influencer à t'alimenter de la sorte.

Si tu t'aperçois que tu oublies souvent de te poser la question *AI-JE VRAIMENT FAIM ?* avant de consommer quelque chose, je te suggère d'apposer la fiche illustrant cette question, à divers endroits dans ta cuisine. Il te sera plus facile de remplir ton registre par la suite. Tu sauras ainsi plus rapidement si tu avais faim ou non pour chaque aliment absorbé que tu noteras.

Pour t'aider davantage, voici un rappel sur l'interprétation des différentes motivations à t'alimenter.

Tu es motivé par *PRINCIPE* lorsque tu manges ou bois, influencé par ta notion de bien/mal ou de peur. Dans cette catégorie, on retrouve les situations suivantes :

♦ Peur de gaspiller. Manger ou boire une substance quelconque (liquide ou solide), avant que celle-ci ne se perde ou que la date ne soit périmée. Compléter son assiette plutôt que d'en jeter le surplus. Terminer même l'assiette des autres. Manger au complet ce qui est offert en table d'hôte, par exemple le pain, l'entrée et le dessert, parce que ceux-ci sont inclus dans le repas. Choisir l'aliment le moins cher, soit au restaurant ou au marché, même si ce n'est pas celui qu'on désire. Se priver parce que le prix est trop élevé, alors qu'on sait qu'on pourrait se le permettre financièrement ;

- ◆ Peur de déplaire. Incapable de dire non à quelqu'un qui nous offre à manger ou à boire, alors que ce n'est pas notre intention première ;

- ◆ Peur d'exprimer qu'on n'aime pas un certain aliment après y avoir goûté ;

- ◆ Peur du jugement. Faire comme les autres, par crainte de ce qu'ils vont penser ou dire de soi ;

- ◆ Peur des conséquences, d'être malade si on ne mange pas. Manger par obligation, sans plaisir, seulement pour nourrir son corps.

Tu es motivé par *HABITUDE* lorsque :

- ◆ Tu manges souvent ou toujours la même chose. Par exemple : 2 rôties au beurre d'arachides au petit déjeuner, ou 2 croissants trempés dans le café ;

- ◆ Tu manges souvent ou toujours à la même heure ;

- ◆ Tu agis de la façon apprise depuis l'enfance, comme manger trois repas par jour, ne jamais sauter le petit déjeuner, etc. ;

♦ Tu hésites ou refuses d'essayer un nouvel aliment, parce que tu n'y as jamais goûté.

Tu es motivé par *ÉMOTION* lorsque :

♦ Tu sais que tu n'as pas vraiment faim, mais une impulsion te pousse à manger ou à boire quand même ;

♦ Tu te demandes *Qu'est-ce que je pourrais bien manger ?* en ignorant quel aliment choisir et en sachant que ce n'est pas par principe ou par habitude ;

♦ Tu vis de la colère, de la frustration, de la peine, de la solitude et que tu manges ou bois à défaut de pouvoir te défouler dans l'immédiat dans ou sur quelque chose.

Tu es motivé par *GOURMANDISE* quand tu es influencé par un ou plusieurs de tes cinq sens :

♦ Tu manges ou bois parce que ça sent bon ;

♦ Tu ne peux t'arrêter parce que c'est tellement bon ;

♦ Tu es attiré par un certain aliment après l'avoir vu, alors que quelques minutes auparavant, tu n'y avais pas pensé ;

◆ Tu ne peux t'empêcher de piger dans les plats qui s'offrent à tes yeux ;

◆ Tu veux manger la même chose que l'autre personne à côté de toi ;

◆ Tu es attiré par un aliment après l'avoir touché ou senti – tu aimes sa texture ou son odeur – comme le pop-corn au cinéma ;

◆ Quand tu te laisses influencer par ce que tu entends, par exemple la description élogieuse d'un aliment, par un serveur au restaurant ou par quelqu'un d'autre.

Tu es motivé par le besoin de *RÉCOMPENSE* lorsque :

◆ Tu viens de terminer une tâche dont tu es vraiment fier et, ce faisant, tu es porté à manger ou boire quelque chose, sachant fort bien que ce n'est pas nécessaire à ce moment-là ;

◆ Tu as dépassé tes limites, tu as travaillé sans relâche, sans prendre un temps de répit, et tu crois que manger va te détendre ;

◆ Tu te sens frustré parce que personne ne te complimente et, en l'occurrence, tu manges n'importe quoi. (Cette situation peut également se retrouver dans la colonne des émotions).

Tu es motivé par la *PARESSE* lorsque :

- ◆ Tu acceptes ce que l'autre décide de cuisiner, plutôt que d'avoir à le préparer toi-même ;

- ◆ Tu te retrouves seul et tu choisis un mets qui ne demande aucune préparation ;

- ◆ Tu choisis de ne pas manger, plutôt que d'avoir à te préparer quelque chose ;

- ◆ Tu t'achètes un plat apprêté à l'avance ou surgelé, à la sortie du travail, en vue du repas subséquent.

Je te rappelle qu'il est possible de boire une boisson pour plusieurs des raisons contenues dans les six motivations précédentes, même s'il n'y est indiqué que le mot « manger ». Au moment où tu te demandes *Qu'est-ce que je pourrais bien boire ?* il est important de garder en mémoire que c'est de l'eau dont ton corps a besoin. Ainsi, chaque fois que tu bois autre chose, tu dois le noter dans une des six dernières colonnes.

Parallèlement, il se peut que tu aies à cocher plus d'une des six dernières colonnes pour un même aliment, par exemple, manger des bonbons par émotion et par récompense.

Un petit conseil aux perfectionnistes.

Il est important de ne pas vous stresser à vouloir remplir ce registre PARFAITEMENT. Il se peut qu'à plusieurs reprises, vous vous demandiez dans quelle colonne vous devez cocher vos données. En fait, peu importe si ce n'est pas la case appropriée. L'objectif principal de tenir ce registre est de vous permettre de faire une rétrospective de votre journée et de vous connaître davantage. Sachez que cet objectif est déjà atteint aussitôt que vous prenez le temps de le remplir et que vous gardez votre bonne motivation.

Interprétation des cinq motivations

Maintenant, voici comment interpréter ce résultat.

MANGER PAR PRINCIPE OU HABITUDE signifie que tu te laisses, en général, trop **contrôler ou manipuler par tes croyances** dans ta vie. Ces dernières proviennent principalement de l'éducation et de ce que tu as appris dans ton enfance et adolescence. C'est donc le passé qui dirige ta vie. Il y a plusieurs peurs qui t'empêchent d'écouter ton intuition, tes besoins véritables. En conséquence, tu dois sûrement passer à côté de multiples occasions intéressantes. De plus, il est fort probable que tu fasses partie de ceux qui résistent aux nouvelles idées ou suggestions provenant des autres.

Bref, la personne qui ne prend pas le temps de se demander si elle a faim et qui mange par principe ou par habitude, est celle qui se laisse diriger par la notion de bien/mal, supposé/pas supposé, correct ou non. C'est donc son ego qui contrôle son estomac. Ce genre de personne a aussi de la difficulté à se faire plaisir ou à goûter aux plaisirs de la vie, croyant qu'il est mal de le faire tant que les tâches ne sont pas terminées. Elle peut également croire que le plaisir des autres doit passer avant le sien. C'est souvent le genre de personne à se retrouver dans un magasin et acheter le prix d'un item au lieu de celui qu'elle veut vraiment à ce moment-là.

MANGER PAR ÉMOTION signifie que tu vis beaucoup plus d'émotions – consciemment ou non – que tu ne veuilles bien l'admettre. Tu es du genre à essayer de te couper de ton « senti ». Il se peut que tu vives de la colère, de la frustration, de la déception, de la peine ou de la solitude, etc., mais tu essaies le plus possible d'éviter d'aller trop en profondeur – à l'intérieur de toi – et de sentir la douleur associée à ces émotions. C'est un moyen que plusieurs personnes utilisent, croyant ainsi moins souffrir. Il est important de se souvenir que lorsque tu vis des émotions, cela implique que tu as beaucoup d'attentes. Tu anticipes, à tort ou à raison, à ce que les autres te démontrent leur amour ou leur affection, et ce, de la façon qui te convient. Comme personne n'est responsable du bonheur des autres, toutes les fois où tes attentes ne sont pas comblées, tu tentes de remplir ce vide intérieur par une substance quelconque (liquide ou solide). À priori, nous vivons souvent des émotions lorsque nous confondons AIMER et PLAIRE.

MANGER PAR GOURMANDISE signifie que tes sens sont insatisfaits psychologiquement et que généralement, tu te laisses influencer par eux dans ta vie. C'est-à-dire par ce que tu vois, entends et ce que tu ressens chez les autres. En majorité, cela est causé par le fait que tu te sentes responsable du bonheur des autres. Tu dois te sentir souvent obligé de faire quelque chose pour les gens en difficulté. Sache que les personnes qui se croient responsables du bonheur ou du malheur des autres ressentent souvent de la culpabilité, et cette dernière se reflète dans leur façon de s'alimenter, au même degré qu'ils se sentent coupables face aux autres. De plus, il est fort probable que tu aies de la difficulté à laisser ceux que tu aimes décider de leurs choix, surtout ceux avec lesquels tu n'es pas d'accord. **Ton bonheur dépend du bonheur des autres et cela crée un état de manque que tu tentes de combler avec de la nourriture, au lieu**

d'apprendre à remplir ton cœur en répondant à tes vrais besoins.

MANGER POUR TE RÉCOMPENSER signifie que tu es le genre de personne à t'en demander beaucoup, souvent au-delà de tes limites. Tu es possiblement de nature perfectionniste et tu attends de faire ou réaliser quelque chose d'extraordinaire avant de te récompenser. Vraisemblablement, tu t'attends souvent à ce que les autres te reconnaissent, te félicitent ou te fassent des compliments. Comme il n'y a personne sur cette terre qui possède le mandat d'assurer le bonheur des autres, la plupart d'entre nous vivons de la déception, voire même de l'amertume, suite à nos attentes non comblées.

MANGER PAR PARESSE signifie que tu es probablement plus dépendant des autres que tu ne le crois. Lorsque tu es en présence de ceux que tu aimes, tu dois être une personne différente, comparé aux moments où tu es seul. Tu dois agir en conséquence de leurs choix. Cela signifie que tu ne te crois pas assez important. La présence des autres t'apporte ce faux sentiment d'importance. Tu ne crois pas assez en ta valeur personnelle pour prendre le temps d'écouter tes besoins. Il se peut aussi que lorsqu'une autre personne te mijote quelque chose de bon à manger, tu aies l'impression de recevoir une certaine forme d'amour de ta mère, ce qui te rappelle ce bonheur ou cette lacune.

CONCLUSION

Il est suggéré de faire un bilan à la fin de chaque semaine pour obtenir une meilleure idée de ce qui se passe dans ta vie. À la fin d'une semaine, tu seras plus conscient de ce qui influence davantage ta vie dans le moment, en apercevant ce qui t'incite le plus à manger lorsque tu n'écoutes pas tes besoins. Pour plus de détails, tu peux relire le chapitre quatre.

UN DERNIER RAPPEL… Quand tu découvres que tu n'as pas beaucoup écouté tes besoins en remplissant ce registre, sois alerte à ne pas te culpabiliser. L'objectif principal de cet exercice est de te connaître et te donner le droit de ne pas toujours agir selon tes besoins ou préférences, et non de rajouter un stress additionnel dans ta vie.

Je souhaite de tout cœur que ta décision de remplir un registre journalier pour une période d'au moins trois mois s'avère très bénéfique pour toi et qu'en apprenant à t'aimer davantage, tu découvres la personne merveilleuse que tu es. Rappelle-toi le triangle de l'amour. **Plus tu t'aimes, plus tu reçois d'amour des autres et plus il t'est facile d'en donner aux autres.**

Il est possible que tu aies lu ce livre d'un seul trait, sans tenir compte des suggestions proposées. Le sujet de la nourriture touche plusieurs fibres en nous, puisqu'il est à la fois un phénomène social et individuel. Aussi, je reconnais que cet ouvrage peut parfois remuer certaines croyances et certaines habitudes. Cependant, si tu tiens ce livre entre tes mains, tu es un candidat par excellence pour entamer une telle démarche personnelle… donc je te suggère de relire ce livre et de mettre en pratique les conseils suggérés.

Registre journalier de

NOURRITURE

SEMAINE DU: _____

	Heure	Aliments et liquides	Faim	Pas faim	Mange selon besoin	Mange par principe	Mange par habitude	Mange par émotion	Mange par gourmandise	Mange pour me récompenser	Mange par paresse	Lien
Jour 1:												
Jour 2:												
Jour 3:												

Merci mon corps pour ce que tu m'as aidé à découvrir aujourd'hui.
Je me connais un peu plus chaque jour et je m'accepte ainsi.

	Heure	Aliments et liquides	Faim	Pas faim	Selon besoin	Principe	Habitude	Émotion	Gourmandise	Récompense	Paresse	Lien
Jour 4:												
Jour 5:												
Jour 6:												
Jour 7:												

Merci mon corps pour ce que tu m'as aidé à découvrir aujourd'hui.
Je me connais un peu plus chaque jour et je m'accepte ainsi.

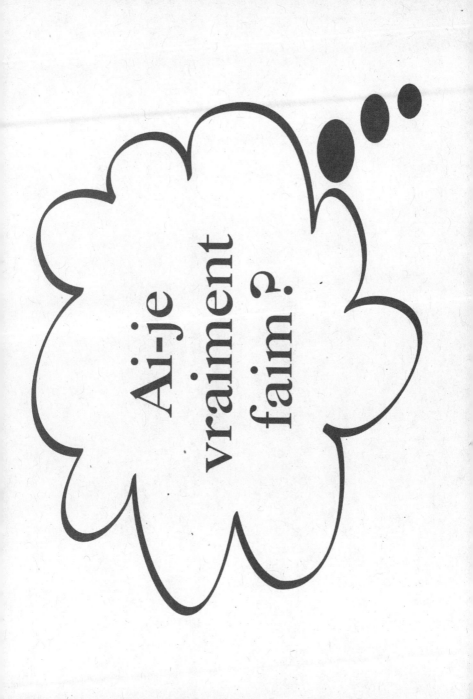

Si vous désirez être informé de la parution des prochains livres de Lise Bourbeau, envoyez-nous vos coordonnées...

par email : info@leseditionsetc.com

par télécopieur : 450-431-0991

par courrier :

Les Éditions ETC
1102 Boulevard La Salette
St-Jérôme (Québec)
J5L 2J7 CANADA

NOTES

NOTES

NOTES

NOTES

L'atelier
Écoute ton corps

Durée : 2 jours de 9h à 17h30

Indispensable pour votre cheminement intérieur

Écoute ton corps est un atelier extraordinaire qui a transformé la vie de plus de 15 000 personnes à ce jour. Premier-né d'une famille d'ateliers qui visent tous l'amélioration de la qualité de vie, il est le fondement, la base nécessaire pour une vie bien remplie. *Suivez cet atelier et vous pourrez le reprendre sans frais aussi souvent que vous voulez!*

Redécouvrir son pouvoir de créer

Nous sommes des créateurs, mais avant de pouvoir manifester la joie, la paix, la sérénité, la santé, la réalisation de nos rêves et de nos aspirations, nous devons devenir conscients de ce qui se passe en nous aux niveaux physique, émotionnel et mental. A l'aide de nombreux exercices, vous comprendrez pourquoi les mêmes situations ou expériences désagréables reviennent sans cesse dans votre vie. Un portrait clair se dessinera vous donnant la possibilité de pouvoir transformer les choses qui semblaient impossibles auparavant.

Un atelier pour découvrir et transformer

- ⊙ Les croyances non-bénéfiques qui mènent votre vie.
- ⊙ Le modèle d'amour que vous avez intégré et qui attire malgré vous les mêmes relations insatisfaisantes.
- ⊙ Vos émotions en les exprimant d'une façon bénéfiques pour vous.
- ⊙ L'amour émotif en amour libérateur
- ⊙ Votre façon de voir votre vrai responsabilité dans la vie ce qui vous aidera à vous sentir moins coupable vis-à-vis les autres.

Assistez à la première partie sans engagement de votre part

Toute personne ne connaissant pas notre école peut suivre la première partie de cet atelier afin d'avoir un aperçu. Il s'agit de réserver votre place en communiquant avec nous, c'est simple !

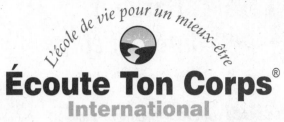

L'école de vie pour un mieux-être

Écoute Ton Corps®
International
Fondée par Lise Bourbeau en 1982

Autres ateliers disponibles

- Autonomie affective
- Bien gérer le changement
- Caractères et Blessures
- Comment apprivoiser les peurs
- Comment développer le senti
- Comment gérer la colère
- Communiquer avec les différents caractères
- Confiance en soi
- Découvrir son chemin de vie
- Devenir observateur plutôt que fusionnel
- Écoute ton âme
- Être femme aujourd'hui
- Intimité et sexualité
- L'écoute et la communication
- L'ego et l'orgueil
- Les pièges relationnels
- Métaphysique des malaises et maladies
- Métaphysique des rêves et de son habitation
- Prospérité et abondance
- Répondre à ses besoins
- Retrouver sa liberté
- S'abandonner/Le lâcher prise
- Se connaître par les couleurs
- Se libérer de la culpabilité
- Vendre avec coeur

Nos ateliers se donnent dans plus de 20 pays. Visitez notre site Internet pour l'horaire des ateliers dans votre région au www.ecoutetoncorps.com ou demandez notre brochure d'activités par téléphone au:

1-800-361-3834 ou 514-875-1930

Vous désirez avoir un atelier dans votre région? Vous avez des capacités d'organisateur? Vous pouvez maintenant recevoir une animatrice d'Écoute Ton Corps dans votre région. Informez-vous des nombreux avantages qui vous sont offerts pour l'organisation d'un atelier en communiquant avec nous.

Formation professionnelle

Vous rêvez de changer de métier? Vous désirez entreprendre une carrière dans le domaine de la relation d'aide? Vous recherchez une formation efficace et complète qui vous donnera les moyens nécessaires pour réaliser votre rêve? Nous pouvons vous aider!

L'école de vie Écoute Ton Corps vous propose une formation qui vous transmet tous les aléas des métiers d'animateur/conférencier et de consultant en relation d'aide grâce à l'expertise de sa fondatrice qui oeuvre dans le domaine de la croissance personnelle depuis plus de 25 ans. Lise Bourbeau a su identifier, au fil des ans, les principaux obstacles et critères de succès personnels et professionnels qui permettent de réussir une carrière enrichissante dans le domaine de la relation d'aide. L'ensemble de ses expériences et le fruit de ses années de recherches vous sont transmis dans cette formation.

Être

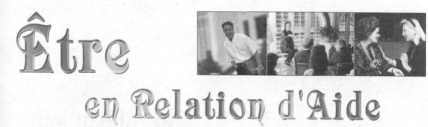

en Relation d'Aide

Divisée en trois phases distinctes, notre programme de formation est conçu et structuré de telle sorte qu'il permet d'instaurer une fondation solide vous permettant de devenir un professionnel solide et compétent. Ces dernières sont divisées comme suit :

> Phase 1 : Être en relation avec Soi
> Phase 2 : Être en relation avec l'Autre
> Phase 3 : Être en relation d'Aide
> > -Devenir animateur/conférencier et/ou
> > -Techniques efficaces en relation d'aide

Cette structure permet d'encadrer et de soutenir les étudiants au cours de leur cheminement. Il aide les étudiants à découvrir et expérimenter graduellement les différentes notions développées lors des ateliers et favorise un transfert des apprentissages dans la vie quotidienne pour en faciliter l'intégration. Pour ce faire, nous avons une équipe de consultants qui suivra individuellement chacun de nos étudiants après chaque atelier afin de les aider à appliquer et à intégrer à leur vie personnelle les apprentissages acquis au cours de ces ateliers.

Le but, les objectifs et la description de chacune de ces phases ainsi que le cheminement pédagogique nécessaire pour chacune d'elles, vous sont présentés dans notre brochure d'information et sur notre site Web au www.ecoutetoncorps.com.

C3

Catalogue de produits

L'école de vie Écoute Ton Corps vous offre plusieurs produits pour améliorer votre qualité de vie.

et ils sont faciles à commander!

Par Internet
www.ecoutetoncorps.com

Visitez notre site web sécuritaire!

Par télécopieur
(450) 431-0991

Envoyez le bon de commande à la fin du livre (page C10)

Par téléphone
Composez le:
(514) 875-1930
Ligne sans frais d'interurbain en Amérique du Nord
1-800-361-3834

Par la poste
Utilisez le bon de commande à la fin du livre (page C10)

Jetez un coup d'œil sur nos produits

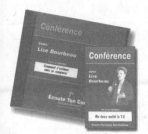

Conférences audio

Plus de 100 sujets passionnants

Lise Bourbeau saura vous captiver par les différents thèmes qu'elle aborde lors de ses conférences. Elle vous fera réfléchir tout en vous donnant le goût de créer votre vie plutôt que de la subir.

CD-01 La peur, l'ennemie de l'abondance
CD-02 Victime ou gagnant
C-04 (ou CD-04) L'orgueil est-il l'ennemi premier de ton évolution?
CD-05 Sexualité, sensualité et amour
C-06 (ou CD-06) Être responsable, c'est quoi au juste?
CD-07 Avez-vous toujours l'énergie que vous voulez?
C-08 Le grand amour peut-il durer?
CD-09 Comment s'aimer sans avoir besoin de sucre
CD-10 Comment évoluer à travers les malaises et les maladies
CD-11 Se sentir mieux face à la mort
CD-12 La spiritualité et la sexualité
C-13 Ma douce moitié, la télé
C-14 (ou CD-14) La réincarnation
CD-16 Prospérité et abondance
CD-17 Relation parent-enfant
CD-18 Les dons psychiques
CD-19 Être vrai... c'est quoi au juste?
CD-20 Comment se décider et passer à l'action
CD-21 L'amour de soi
C-22 La prière, est-ce efficace?
C-23 (ou CD-23) Le contrôle, la maîtrise, le pouvoir
C-25 (ou CD-25) Comment s'estimer sans se comparer
C-26 Êtes-vous prisonnier de vos dépendances?
CD-27 Le pouvoir du pardon

C-28 Comment être à l'écoute de son coeur
CD-29 Être gagnant en utilisant son subconscient
C-30 (ou CD-30) Comment réussir à atteindre un but
CD-31 Rejet, abandon, solitude
C-32 Besoin, désir ou caprice?
CD-33 Les cadeaux de la vie
CD-34 Jugement, critique ou accusation?
C-35 (ou CD-35) Retrouver sa créativité
CD-36 Qui gagne, vous ou vos émotions?
C-37 (ou CD-37) Comment aider les autres
CD-38 Le burn-out et la dépression
C-39 Le principe masculin et féminin
C-40 La planète Terre et ses messages
C-41 Sans viande et en parfaite santé
CD-42 Développer la confiance en soi
CD-43 Comment lâcher prise
CD-44 Comment découvrir et gérer vos croyances
CD-45 Comment gérer ses peurs
C-46 (ou CD-46) Quand le perfectionnisme s'en mêle
C-47 (ou CD-47) Le monde astral
CD-48 Comment vivre le moment présent
C-49 (ou CD-49) Êtes vous libre, libéré ou manipulé?
C-50 (ou CD-50) Sais-tu qui tu es?
CD-51 Qui est ton miroir?
C-52 (ou CD-52) Se connaître à travers son alimentation

Prix des cassettes (selon le nombre commandé)	Québec & Maritimes	Autres prov. canadiennes	Autres pays
à 4	5.64 $	5.25 $	5.00 $
à 10 ....-10%	5,08 $	4,73 $	4,50 $
1 à 20 ....-15%	4,80 $	4,46 $	4,25 $
1 et plus..............-20%	4,52 $	4,20 $	4,00 $

Prix des CD (selon le nombre commandé)	Québec & Maritimes	Autres prov. canadiennes	Autres pays
1 à 4	18,00 $	16,75 $	15,95 $
5 à 10 ....-10%	16,21 $	15,08 $	14,36 $
11 à 20 ....-15%	15,31 $	14,24 $	13,56 $
21 et plus..............-20%	14,40 $	13,40 $	12,76 $

Prix à l'unité. Taxes incluses. Autres pays: douanes et taxes locales non incluses.
Ces rabais sont disponibles uniquement lors de commandes postales envoyées à nos bureaux et non en librairie, dans nos ateliers ou sur notre site web.

C = cassette audio   CD= disque compact

CD-54 Comment se faire plaisir
CD-56 Les ravages de la peur face à l'amour
C-57 (ou CD-57) Quoi faire avec nos attentes
C-58 La méditation et ses bienfaits
CD-59 Comment développer le senti
C-60 (ou CD-60) Bien manger tout en se faisant plaisir
CD-61 Le couple idéal
C-63 Les besoins du corps émotionnel
C-64 Les besoins du corps mental
C-65 Les besoins du corps spirituel
CD-66 Se guérir en s'aimant
CD-67 La loi de cause à effet
CD-68 Le message caché des problèmes sexuels
CD-69 Comment dédramatiser
C-70 (ou CD-70) Comment éviter une séparation ou la vivre dans l'amour (partie 1).
C-71 Comment éviter une séparation ou la vivre dans l'amour (partie 2).
CD-72 Quelle attitude adopter face au cancer
C-73 (ou CD-73) Recevez-vous autant que vous donnez?
CD-74 Comment ne plus être rongé par la colère
C-75 (ou CD-75) Possession, attachement et jalousie
C-76 Soyez gagnant dans la perte
C-77 Êtes-vous une personne nouvelle ou traditionnelle?
C-78 (ou CD-78) Dépasser ses limites sans craquer
CD-79 Pourquoi y a-t-il tant de honte
C-80 (ou CD-80) S'épanouir et évoluer dans son milieu de travail
C-81 Pourquoi et comment organiser son temps
C-82 (ou CD-82) Savez-vous vous engager?
C-83 (ou CD-83) Accepter, est-ce se soumettre?
C-85 (ou CD-85) Vaincre ou en finir avec la timidité.
CD-88 Comment les rêves peuvent vous aider

C-89 (ou CD-89) Comprendre et accepter l'homosexualité
CD-90 Comment faire respecter son espace
CD-91 Comment utiliser votre intuition
CD-92 Quoi faire face à l'agressivité et la violence
C-93 (ou CD-93) Pourquoi y a-t-il autant d'inceste?
C-94 (ou CD-94) Êtes-vous dans votre pouvoir?
C-95 Les faux maîtres
C-96 (ou CD-96) Les secrets pour rester jeune
CD-97 Découvrez ce qui bloque vos désirs
C-98 (ou CD-98) Découvrez la cause de vos malaises ou maladies
CD-99 Les blessures qui vous empêchent d'être vous-même
C-100 (ou CD-100) Comment bien gérer le changement
CD-101 Les cinq obstacles à l'évolution spirituelle
C-102 (ou CD-102) L'agoraphobie
CD-103 Comment être à l'écoute de son corps.
CD-104 Est-ce possible de ne plus se sentir coupable?
C-105 (ou CD-105) Comment résoudre un conflit
CD-106 Savez-vous vraiment communiquer ?
CD-107 Comment retrouver et garder sa joie de vivre
CD-108 Comment ÊTRE avec un adolescent
CD-109 Développer son autonomie affective
CD-110 Comment utiliser sa puissance intérieure
CD-111 Profitez des forces derrière vos blessures
CD-112 Prenez la vie moins à cœur sans être sans cœur
CD-113 Argent et sexualité: Découvrez le lien
CD-114 Comment être soi-même
CD-115 Découvrez les causes et solutions à vos problèmes
CD-116 La puissance de l'acceptation
CD-117 Qui dirige votre vie, l'homme ou la femme en vous?

Détentes et de méditations

Prix : voir la page C5 (ETC = cassette   CDETC = CD)

ETC-14 Détente «SITUATION À CHANGER»
ETC-12(ou CDETC-12) Détente «COMMUNICATION»
CDETC-13 Détente «PETIT ENFANT»
CDETC-33 Détente «JE SUIS»
CDETC-03 Méditation «JE SUIS DIEU»
CDETC-15 Détente «Le PARDON»
CDETC-16 Détente «ABANDONNER UNE PEUR»

CDETC-17 Détente «S'OUVRIR À L'ÉTAT D'ABONDANCE»
CDETC-18 Détente «À LA DÉCOUVERT DE MON ÊTRE»
CDETC-19 Détente «RENCONTRE AVEC MON SAGE INTÉRIEUR»
CDETC-21 Méditation «NOTRE PÈRE»

Livres

Écoute Ton Corps, ton plus grand ami sur la Terre (L-01)
En s'aimant et en s'acceptant, tout devient possible. La philosophie d'amour que transmet Lise Bourbeau à travers ce livre est la base solide d'un nouveau mode de vie. Plus que de simples connaissances, elle vous offre des outils qui, s'ils sont utilisés, vous mèneront à des transformations concrètes et durables dans votre vie. *Plus de 400 000 exemplaires vendus.*

Version française et anglaise: CANADA: 19,90$ (taxe incluse); Extérieur du Canada: 18,95$ (frais de douanes non incluses)

Également disponible en espagnol, italien, allemand, russe, roumain, portugais, polonais et en lithuanien (24,95$ + taxe si applicable).

Écoute Ton Corps, ENCORE! (L-06)
Voici la suite du tout premier livre de Lise Bourbeau. Ce livre regorge de nouveaux renseignements par rapport à l'*avoir*, le *faire* et l'*être*. Il saura vous captiver tout comme le premier!
CANADA: 19,90$ (taxe incluse); Extérieur du Canada: 18,95$ (frais de douanes non incluses)
Également disponible en russe (24,95$ + taxe si applicable)

Qui es-tu? (L-02)
La lecture de ce livre vous apprendra à vous connaître davantage à travers ce que vous dites, pensez, voyez, entendez, ressentez, et ce, par le biais des vêtements que vous portez, l'endroit où vous habitez, les formes de votre corps et les différents malaises ou maladies qui vous affectent aujourd'hui ou qui vous ont déjà affecté.
CANADA: 19,90$ (taxe incluse); Extérieur du Canada: 18,95$ (frais de douanes non incl.)
Également disponible en roumain, russe et en italien (24,95$ + taxe si applicable)

Les 5 blessures qui empêchent d'être soi-même (L-08)
Ce livre démontre que tous les problèmes proviennent de cinq blessures importantes : le rejet, l'abandon, l'humiliation, la trahison et l'injustice. Grâce à une description très détaillée des blessures et des masques que vous développez pour ne pas voir, sentir et surtout connaître vos blessures, vous arriverez à identifier la vraie cause d'un problème précis dans votre vie.
Version française et anglaise: CANADA: 19,90$ (taxe incluse); Extérieur du Canada: 18,95$ (frais de douanes non incluses)
Également disponible en allemand, russe, espagnol et italien (24,95$ + taxe si applicable).

Ton corps dit : «Aime-toi!» (L-07)
Le livre le plus complet sur la métaphysique des malaises et maladies. Il est le résultat de toutes les recherches de Lise Bourbeau sur les maladies depuis quinze ans. Elle explique dans ce volume les blocages physiques, émotionnels, mentaux et spirituels de plus de 500 malaises et maladies.
Version française et anglaise: CANADA: 26,20$ (taxe incluse); Extérieur du Canada: 24,95$ (frais de douanes non incluses)
Également disponible en espagnol, allemand, russe, polonais et portugais (24,95$ + taxe si applicable).

Amour Amour Amour (L-13)
Cet ouvrage fait le point sur les fondements de l'amour inconditionnel et de l'acceptation. Chacun d'entre nous vit quotidiennement de nombreuses situations dont certaines s'avèrent difficiles à accepter, ce qui, hélas, génère conflits, malaises ou insatisfactions. Dans ce livre, vous découvrirez les bienfaits extraordinaires qui résultent du grand pouvoir de l'amour véritable et de l'acceptation.

CANADA: 19,90$ (taxe incluse)   Extérieur du Canada: 18,95$

**Visitez le site de www.leseditionsetc.com
pour lire des extraits de chaque livre.**

LE livre de référence

Le grand guide de l'ÊTRE (L-10)

Le livre que nous attendions tous paraîtra en août 2003 ! Il présente plus de 400 sujets qui ont tous un point en commun: leur définition relève du domaine de l'*être*. Il suggère des outils concrets qui permettent de mieux gérer nos états d'être, nous conduisant ainsi vers la paix intérieure et le bonheur de vivre en harmonie avec soi et les autres. COUVERTURE RIGIDE. 700 pages.

CANADA: 31,45$ (taxe incluse); Ext. du Canada: 29,95$ (frais de douanes non incl.)

Outil quotidien

Une année de prises de conscience avec Écoute Ton Corps (L-09)

Résolument pratique, cet ouvrage nous invite, jour après jour, à découvrir et dépasser nos blocages sur les plans physique, émotionnel et mental.

CANADA: 19,90$ (taxe incluse); Extérieur du Canada: 18,95$ (frais de douanes non incluses)

Collection Écoute Ton Corps

À travers les livres de cette collection, Lise Bourbeau répond à des centaines de questions de tous genres, regroupées par thèmes différents. Sont disponibles à l'heure actuelle, les sept livres suivants :

(LC-01)	Les relations intimes	(LC-05)	L'argent et l'abondance
(LC-02)	La responsabilité, l'engagement et la culpabilité	(LC-06)	Les émotions, les sentiments et le pardon
(LC-03)	Les peurs et les croyances	(LC-07)	La sexualité et la sensualité
(LC-04)	Les relations parent - enfant		

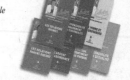

CANADA: 10,45$ (taxe incluse); Extérieur du Canada: 9,95$ (frais de douanes non incluses)
Les sept sont également disponibles en russe et italien (11,95$ + taxe si applicable).

Autobiographie

Je suis Dieu, WOW! (L-05)

Dans cette autobiographie au titre audacieux, Lise Bourbeau se révèle entièrement. Pour les curieux, un bilan des différentes étapes de sa vie ainsi que plusieurs photos. Comment une personne peut-elle en arriver à affirmer : «Je suis Dieu, WOW!» ? Vous le découvrirez à travers son récit.

CANADA: 19,90$ (taxe incluse); Extérieur du Canada: 18,95$ (frais de douanes non incluses)

Livre pour enfants

Dans ce livre, *Rouma* représente le Dieu intérieur qui aide les enfants à trouver des solutions à leurs problèmes.

(ROU-02) Janie la petite

CANADA: 13,60$ (taxe incluse) Ext. du Canada: 12,95$ (frais de douanes non incluses)

Vous êtes le m'être du jeu

Voici une nouvelle version de notre jeu de cartes populaire, sous forme de livre qui inclut toutes les mêmes cartes plus de nouvelles ajoutées et un chapitre écrit par Lise Bourbeau sur le Hasard, les coïncidences et la synchronicité. Cet ouvrage est un concept novateur. Un procédé agréable et facilement applicable au quotidien pour vous aider à devenir plus alerte à tous ces signaux délivrés par l'Univers. Vous constaterez que quelle que soit la circonstance ou la façon dont vous jouez à un jeu ou dans votre vie, vous en êtes toujours le MAÎTRE. (J-02)

CANADA: 26,20$ (taxe incluse); Extérieur du Canada: 24,95$ (frais de douanes non incluses)

Série *Arissiel*

LISE BOURBEAU

Un prolongement de l'enseignement de Lise Bourbeau sous forme de récits concrets et réalistes

L-11

Arissiel - La vie après la mort

C'est l'histoire touchante de la vie d'un père de famille, divorcé, devenu riche, à laquelle le destin aura mis fin tragiquement à l'âge de 55 ans. Devant ce sort injuste, il en veut à Dieu d'avoir écourté sa vie et à lui-même de ne pas avoir su en profiter pleinement. Il découvre péniblement ce qu'est la vie après la mort, jusqu'à ce qu'un guide de l'au-delà le prenne en charge et l'aide à évoluer d'une façon accélérée, selon son plan de vie.

L'originalité de ce premier tome de la série *Arissiel* vous aidera à apprivoiser la mort en réalisant que la vie de l'âme se poursuit bien au-delà de la mort du corps physique. Cette perception vous permettra de mieux accepter le décès de vos proches, c'est-à-dire de continuer à VIVRE sereinement votre vie malgré la disparition soudaine d'êtres chers.

Cette histoire vous captivera par son cachet particulier et par la finesse grâce à laquelle Lise Bourbeau réussit à transmettre au lecteur une philosophie de vie basée sur l'intelligence et l'amour véritable plutôt que sur la peur, la dépendance et la culpabilité, enseignement simple, mais combien puissant!

L-12

Benani - La puissance du pardon

Malgré sa difficulté à accepter le principe de la réincarnation, Arissiel revient néanmoins sur Terre sous le nom de ARI. Consterné, il se retrouve dans le cadre d'une vie mouvementée remplie de défis et de surprises qui lui seront difficiles à gérer. Gratifié d'un privilège particulier par son guide spirituel, il développe des dons psychiques qui lui permettent d'aider d'autres personnes, dont son père BENANI. Après plusieurs années de conflits avec ce dernier, ARI parviendra-t-il à faire la paix avec son père et ainsi poursuivre son plan de vie ?

Grâce à de nombreuses scènes de réconciliation et de pardon entre BENANI et ses proches, ce deuxième tome vous sensibilisera au plus haut point en encourageant le lecteur à se réconcilier plutôt que de vivre des rancœurs, des attentes et des émotions mal gérées, ce qui donne suite à une métamorphose tout à fait imprévisible.

L-14

Carina - Le pouvoir de révéler ses secrets

Chacun possède au plus profond de lui son jardin secret. Ce troisième tome de la série *Arissiel* vous tiendra en alerte avec les aventures de ARI, ce jeune homme de dix-huit ans qui se retrouve en tête d'une fortune. Grâce à ses dons qui se développent sans cesse et malgré cette fortune, il s'engage à aider des personnes en difficulté, dont sa tante CARINA.

Découvrez à travers ce récit les problèmes qu'ont engendrés les secrets de CARINA enfouis en elle depuis sa plus tendre enfance. Aussi, vous réaliserez pourquoi il est si important de se révéler et de se faire accompagner dans cette démarche plutôt que de devenir obsédé par ses secrets ou de tenter de les camoufler.

Cet ouvrage vous aide à découvrir des moyens concrets et pratiques sur l'art de se révéler, tout en se libérant de lourds poids du passé, ce qui apporte de précieuses réconciliations et parfois même des guérisons tout à fait inattendues.

*Prix: **Canada:** 26,20$CAN/chaque - taxe incluse **Autres pays:** 24,95$CAN (sans taxe)*

Bon de commande

# PRODUIT	QTÉ	TOTAL	POIDS (g)
SOUS-TOTAL			
FRAIS DE MANUTENTION			
TOTAL			

POIDS DES PRODUITS

Livre Le grand guide de l'être (900g/ch)
Livre "Ton corps dit: Aime-toi" (600g/ch)
Livres de la série Arissiel (500g/ch)
Livres Collection Écoute Ton Corps (200g/ch)
Livre pour enfant (300g/ch)
Vous êtes le m'Être du jeu (350g/ch)
Autres livres (450g/ch)
Disque compact (110g/ch)
Cassette de conférence ou détentes (65g/ch)

Calculez le poids de chaque produit commandé, faites le total et référez-vous au tableau ci-bas pour les frais de manutention.

N.B. Tous les prix sont sujets à des changements sans préavis.

FRAIS DE MANUTENTION		Canada 1-2 sem.	États-Unis 1-2 semaines	International-surface 6-8 semaines	International-avion 1-2 semaines
0 à 250g	=	8.50$	10,00$	9,00$	11,00$
250 à 500g	=	9.50$	12,00$	11,00$	18,50$
505 à 1000g	=	11.50$	17,00$	16,50$	34,00$
1005 à 2000g	=	12.00$	27,50$	23,00$	51,50$
2005g à 2500g	=	13.50$	30,00$	45,50$*	85,00$*
2505 à 3000g	=	14.00$	34,50$	50,00$*	93,00$*
3005g et plus = Téléphonez-nous					

Paiement par chèque ou mandat-poste à l'ordre de:

ÉCOUTE TON CORPS, 1102 boul. La Salette, Saint-Jérôme, Québec, Canada. J5L 2J7.

CANADA: Chèque personnel, mandat ou carte de crédit.

EXTÉRIEUR DU CANADA: Mandat international en devises canadiennes ou carte de crédit.

☐ VISA Numéro: ☐☐☐☐ ☐☐☐☐ ☐☐☐☐ ☐☐☐☐   Exp.: ☐☐ / ☐☐
                                                      mois   année

☐ MasterCard Nom du titulaire: _____

         Signature: _____

☐ **CHÈQUE / MANDAT-POSTE**

Nom: _____

Adresse: _____

Ville: _____ Code postal: _____

Tél. résidence: ( ) _____ Tél. travail: ( ) _____

C10

L'utilisation de 12 963 lb de Rolland Enviro100 Édition plutôt
que du papier vierge réduit votre empreinte écologique de:

Arbres: 110
Déchets solides: 3 176 kg
Eau: 300 433 L
Émissions atmosphériques: 6 974 kg

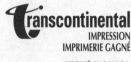

Transcontinental
IMPRESSION
IMPRIMERIE GAGNÉ

IMPRIMÉ AU CANADA

100% BIO GAZ PERMANENT

Imprimé sur Rolland Enviro100, contenant
100% de fibres recyclées postconsommation,
certifié Éco-Logo, Procédé sans chlore, FSC
Recyclé et fabriqué à partir d'énergie biogaz.